患者さんが通いたくなる

歯科医院づくりのための ヒント集

安川裕美・押田良機　著

医歯薬出版株式会社

序　文

「いい歯医者さんをご存知でしたら，紹介いただけませんか？」

　日常的に聞こえてくるごく一般的な会話の一部です．町での会話，スーパーでの会話，あるいはコミュニティ新聞での仲間への問いかけでもあったりもします．私は以前から，この何気ない会話に特別な興味をもっていました．それは，「いい」と歯医者を特定しているからです．でも，至って漠然とした特定ではあります．背の高いイケメン歯医者でもなく，小太りで眼鏡をかけた歯医者でもなく，ただ単純に「いい」歯医者なのです．決め手は？　どうやって探すの？　いろいろな疑問が沸いてきます．

　もちろん，「いい」の装飾語は，発信する人の心理の現れです．よくよく考えると，歯科医師あるいは歯科医院に対するある種の恐怖感があり，その反動として（願わくば）その恐怖感を払拭してくれる「いい」歯医者さんに診てもらいたいとなるわけです．

　では，どんな恐怖感を患者はもつのでしょうか？　いろいろとあるでしょう．待合室から案内され一歩入った診療室のゆったり，ホンワカした雰囲気！　そこまでは良いのですが，いざ診療・治療が始まると，一々見るもの，聞こえてくるもの，味わうもの，臭うもの，触られるもので五感が刺激されます．内容は日常性を遠く押しやった音であり，味であり，臭いであります．治療前の抱いたホンワカ・ムードは高速逆走で，やっぱり恐怖までいかなくとも，いやなのです．

さらに，患者の欲求すること，治療後の満足度によってはまた恐怖感を想起させてしまい，トラウマの連鎖反応となります．できれば日常性の延長線上で，ことを終わらせたい患者であっても，玄関でスリッパに履き替えた瞬間，すでに緊張感で気持ちはパンパンに張ってきます．

　多岐にわたる患者層のなかでも，歯科医にとってナイトメアーである（歯科医でもないのに，仕事柄やたらと）デンタルIQの高い私による，これらの恐怖感を払拭していただきたいという切なる希望から，文を少しずつまとめていたとき，あるセミナーですばらしい歯科衛生士さんに出会い，互いに共有する問題意識があったことから，本にまとめてみようとなったのがこの本の誕生までのいきさつです．

　幸い，診療現場を熟知し，豊富な経験をもつ共著者を得，物理的には大半以上を日米間でのメールの往復で意思疎通をはかり，さらに編集部の温かいご理解，ご協力とご支援を得て，お陰様で本書を世に送り出すことができました．情報過多からくる消化不良にならないように気を付けながら，読んでいただいた方々が明日にでも実践できる内容だけに絞っております．一項目でも一行でも実践できる内容を発見していただき，「いい」歯医者と患者から認めてもらえるようになれば，われわれの望外の喜びであります．

押田良機

序文

　本書では，歯科医療スタッフに向けた「患者心理」をエッセンスとして加えて，患者応対，環境整備など歯科医院経営に関する日本と米国の具体例をご紹介します．

　「患者さんに寄り添った歯科医療」や「患者さんの気持ちに寄り添う治療」を目指す歯科医院が年々増えています．どのホームページを見ても8割以上と言っていいほどの歯科医院が提言しているフレーズです．これは，急速に医科，歯科の分野に普及した，従来の"医療スタッフ中心"の歯科医療から"患者さん中心もしくは患者さんと医療スタッフが共に中心"という考え方により広まったものだと考えます．

　マーケティングの世界でも，顧客目線で考える「顧客心理」という言葉が大切にされています．実際に，感情を動かされないと行動を起こさない人間の特性に目をつけた，さまざまな戦略的マーケティングテクニックが存在します．

　患者さんの欲求も高まる中，この時代の流れと共に，臨床の現場であなたは患者さんにどう寄り添っていますか？　話を聞く？　丁寧に話す？　観察する？　それだけでは，「患者さんに寄り添う」ことになりません．

　また，自分に置き換え想像する気持ちは，あくまでもその人の感性でしかなく，それが誰にでもあてはまる気持ちとは限らないのです．このように，「患者さんに寄り添う」というフレーズは，目に耳にする割に，どこか掴みどころのないものであるのも事実です．

「患者さんに寄り添う」ためには患者さんの考えや気持ちに共感し，必要な情報や歯科医療サービスを提供するためには「人＝患者さん」の心理を知る必要があります．それは，患者さんが何を求め，何を望んでいるのかを想像する力を養い，気持ちに思いを寄せて応えるための手助けになります．まずは，患者さんの心理を豊かに想像できるだけの知識やパターンを知り，引き出しを増やすことで，患者さんの繊細な気持ちをより感じ取ることができるようになります．患者さんに対する一つひとつの動作の意味が理解できた時，きっと応対力，医療接遇も格段に向上しているはずです．

　本書が全国の歯科医師をはじめ，歯科衛生士を含む多くの歯科医療スタッフが目指す「患者さんに寄り添う歯科医療」の実現に少しでもお役に立てると幸いです．

　最後に，本書を執筆するにあたり，共著くださったインディアナ大学歯学部 押田良機 名誉教授に深く御礼申し上げます．終始熱心なご激励とご指導をいただき，ようやく完成の日を迎えました．また，現在も歯科医院コンサルティングの分野で適切な助言やご指導をくださっている，有限会社エイチ・エムズコレクション 濱田真理子 代表取締役へも心より感謝の言葉を申し上げます．本書でも，執筆された「歯科医療接遇」（医学情報社刊）を参考文献としてご紹介せていただきました．その他，全員をご紹介することはできませんが，多くの方の温かいご協力に心より感謝申し上げます．

　多くの協力者のこの想いが，患者満足度の高い歯科医療サービスを目指して邁進する歯科医療スタッフの皆様へ届くことを，心より願っております．

安川裕美

CONTENTS

01・ヒトの欲求 …………………………………… 8
02・患者満足度 …………………………………… 10
03・患者満足とは ………………………………… 12
04・患者不満足の深層 …………………………… 14
05・歯科への不安・恐怖 ………………………… 16
06・歯科医院が嫌われる原因 …………………… 18
07・口コミの怖さ ………………………………… 20
08・良い評判を得る８つの話し方 ……………… 22
09・開かれた歯科医院 …………………………… 24
10・やっぱり第一印象は大事 …………………… 26
11・地域に根付いた歯科医院 …………………… 28
12・予約制と予約再確認 ………………………… 30
13・朝のミーティング …………………………… 32
14・受付の重要性 ………………………………… 34
15・個人情報保護 ………………………………… 36
16・スリッパに履き替えない歯科医院 ………… 38
17・パーソナルスペースに入るためのライセンス … 40
18・定期来院をつくる患者教育 ………………… 42
　　　　コーヒーブレイク　世界地図の読み方と不思議 …… 44
19・心の美学 ……………………………………… 46
20・物の美学 ……………………………………… 48
21・痛みの本質 …………………………………… 50
22・痛みの表現法「顔法」 ……………………… 52
23・自分でもできる歯痛の応急手当て法 ……… 54

24・脚と足，手指のトリートメント等の付加的サービス……56
25・むし歯のない良い子のクラブ……58
26・ホワイトニングと身だしなみ……60
27・ブライダル・ホールとの提携……62
28・歯科医院で取り組む販売戦略……64

　　　コーヒーブレイク　日本文の特異性……66

29・クレーマーの特徴……68
30・クレーマーに対する上手な応対法……70
31・患者さんを「叱る」？……72
32・優秀な歯科衛生士との強い絆……74
33・日米間での患者対応の違い……76
34・有病歯科患者への対応……78
35・QOL と QOD……80
36・全身的治療が必要な理由……82
37・口腔と全身の関係……84
38・おつりを新札に……86
39・ファミリー・デンティスト……88
40・アスペン化傾向……90
41・観光立国を意識した歯科医院……92
42・臨床証拠を基礎とした歯科診療のススメ……94

　　参考文献……96

各項目の文末には，主に執筆した者（HY：安川，YO：押田）が入っていますが，内容は両者で相談して執筆しています。

ヒトの欲求

「心」の探究は古代ギリシャの時代から始まりますが,「心理学」が誕生したのは19世紀後半とされ,とても歴史の浅い学問です.それにもかかわらず,「心理学」の言葉がこれだけ世間に浸透している理由は,人の行動には必ず心理が伴い,客観的・科学的にその見えない心理を「見る」ことのできる学問だからです.

歯科医院での患者さんと医療スタッフとの関係を,心理学的に考えてみましょう.「歯に痛みがあるから歯科医院で治療を受けたい」という欲求が,「歯医者さんへ行こう」の行動動機へ,行動の結果,「優しいスタッフだったし,痛みがとれて嬉しい」と満足を得たり,もしくは「痛みはとれたけれど,スタッフの態度が悪くて不愉快」と欲求が満たされずに生じる葛藤を経験し,そこから「定期的に診てもらおう」または,「歯医者さんを変えよう」と学習します.もし,医療スタッフが患者さんの状況を察することができて,「お痛みつらそうですね」と気持ちを汲んだ声掛けをしていたら,後者のような経験学習をすることなく,前向きに通院する意欲がうまれたかもしれません.つまり,人の心の働きを知ることは,良好な人間関係を構築することにつながるのです.

さて,人間の「欲」には,「求める＝欲求」と「望む＝欲望」があり,この2つの言葉は全く異なる意味をもちます.生物が生命を維持していくために必要な食欲,睡眠欲,性欲などが「(外的に満たされたい,低次の)欲求」とされ,人間ならではのより高次な

精神的・社会的な物欲，金銭欲，自己顕示欲などを「(内的に満たされたい) 欲望」とします．

アメリカの心理学者アブラハム・マズロー（1908〜1970）は，このような人間の欲求を5つの階層モデルで分類し，下位の基本的欲求が満たされることで，段階的にさらに上位の欲求がうまれる，つまり目指すようになると提唱しています．

基本的欲求の最下段が「生理的欲求」で，「食べる」「眠る」「排泄する」など生きるために最低限必要な欲求です．2番目が身の安全と生活の安定を守る「安全欲求」，3番目が仲間などを含め愛する人を求める「親和欲求」，そして4番目が他人から認めてもらいたい，尊敬されたい「自尊欲求」です．ここまでが「欠乏欲求」といい，自分に欠乏しているものを欲する段階です．これら4つの欲求が順々に満たされたときに，自分の能力を最大限に発揮し，可能性を高めたいという「自己実現欲求」へと進み，成長をしていくのです．

この欲求段階があることを知ると，訪れた患者さんが歯科医院に何を求めているのかイメージできます．まず根底に，歯科医院の役割は，患者さんの基本的欲求である「お口の健康を守る」ことだと，再度理解しましょう． (HY)

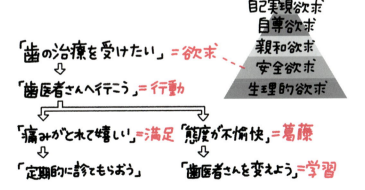

患者満足度

　一般的に言う満足・不満足という主観的な価値観は，個人間で差異があり，しかも個人自身でも齢を重ねるに伴って変化します．医療にあてはめてみると，医療や病気に対する思いは患者さんそれぞれであり，それを医療スタッフが知ることは容易ではないはずです．

　この患者さんの満足は，患者さん周囲のオーラルヘルスケアの質の向上につながりますし，逆に患者さんが不満を抱えた状態が続けば，さまざまな負の面が現れます．治療の中断や他院への移行だけではなく，歯科治療全体への意識の低下や，医療スタッフ側も治療の経過などの情報を得られなくなりますし，ほかにもその地域での医院の悪い評判につながります．

　患者満足度に関連する要因には，患者側・医療スタッフ側にさまざまな要因がありますが，これらのなかで医療スタッフとのコミュニケーションと患者満足度との関連は強く，多くの研究がなされています．

　患者満足度研究の先駆者であるアメリカのドナベディアンや，嶋口，増山らが指摘しているように，医療サービスは「本質サービス」と「表層サービス」とに分けられます．「本質サービス」の中心になるのは健康の維持であり，医療の質を測るうえで不可欠です．これに対して「表層サービス」とは，あればあるにこしたことはない期待サービスのことです．そして分析の結果，患者さんの満足に大きく影響を与えるのは，本質サービス以上に，表層サービスである

ということがわかりました．

　水野らは，患者満足度調査のデータから，これらの考察を行っています．その結果,
① 維持項目は医療スタッフの態度や接遇に関することが中心で，特に改善すべき項目は待ち時間である
② 予約制の推進，情報機器基盤の設置（IT化）は，病院の部分最適には貢献するが，全体最適には役立っていない
③ 高齢者を含め，来院患者の多くは情報機器などの導入による情報化に肯定的な評価を示している
④ 他の年齢に比べると，壮年者は現状での「待ち時間」と「待ち時間の案内」に関する満足度が低かった
ことを指摘しているのです．

　医療に対する満足度を知ることは，深井も指摘しているように，医療スタッフ側にとって医療の質の保証と改善のための有効な指標となります．そして，この患者さんの満足は，医療現場でのヘルスプロモーションに関わる要素となります．そして患者満足度調査などを継続的にモニタリングすることで，満足度の向上や低下の要因を把握することができ，危機管理につながります．

　一方，患者さんの医療に対する期待や要求は，医療の現状や医療行為を投影したものです．そして，現在の歯科医療が患者さんの継続受診を前提として成り立つのであれば，医療スタッフは患者さんの満足度をさらに追求して，日常の臨床に反映する必要があると考えられます． 　　　　　　　　　　　　　　　　　　　　（YO）

患者満足とは

　患者さんが医療サービスに求める水準，つまり評価水準はますます高くなっています．特に，過去に歯科医院で欲求が満たされた経験をして，いわゆる「快」の記憶をもつ患者さんであれば，再び欲求を満たしてもらいたい，満たしてもらえるはずと期待値が高まります．

　実際に体感していなくとも，口コミによる情報網が発達した現代では，「医療サービスは良くて当たり前」という感覚が根付きつつあります．実際に，日本私立歯科大学協会による1,000人のインターネット調査では，歯科医院を選んだ理由として医療者の技術が67.3％なのに対し，医院の評判が66.2％という結果です．

　では，実際に歯科医院を利用した患者さんは，一体どこで，どういう仕組みで「満足」と評価をしているのでしょうか？　実は，利用前の「事前期待」と利用後の「事後評価」のバランスが大きく関与しているのです．

　人の紹介や口コミ，レビューを見た患者さんは，歯科医院に対してそれ相当の期待を抱き，来院します．実際に来院した患者さんの体感覚が期待していたものと同等であれば「普通」という評価へ，同等以上であれば「満足」の評価をし，期待値に達していなければ「不満」という残念な評価をします．もちろん「不満」は避け，「満足」という評価を得たいところですが，「普通」も要注意です．言い換えれば，「良くも悪くもない＝特徴がない」となります．患者

さんの記憶に残る医療サービスでなければ，新規の患者獲得も難しくなります．

　さらに，「満足」＋「感動するような記憶に残るストーリー」を患者さんが体感できれば，「良い口コミ」つまり「利益をうむ口コミ」となるわけです．逆に，「不満」＋「心の奥がモヤモヤするようなストーリー」を患者さんが体感してしまった場合には，「悪い口コミ」つまり「損失をうむ口コミ」となり，事態は深刻化していきます．「悪い口コミ」になる前に「クレーム」として，事態を改善すべき問題として吸い上げることができれば再発防止にもなりますが，言いにくいことを親切にクレームしてくださる患者さんはそう多くありません．

　「クレーム」と聞くと，とてもネガティブな印象をもつ方が多いのですが，実は歯科医院にとって大変ありがたいものなのです．事態を知ることなく，他の患者さんをも同じような体感にさせてしまうかもしれない欠点を正す機会をいただくわけですから，むしろクレームをくださる患者さんには感謝するべきなのです．歯科医院側の不手際・不注意で残念ながらクレームを受けてしまったら，「大変申し訳ございませんでした．また，言いにくいことをお教えくださり，ありがとうございます．真摯に受け止め，医院全体で改善策を考えます」とお伝えしましょう． （HY）

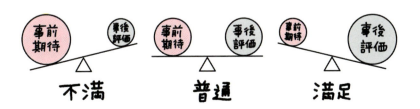

患者不満足の深層

　来院した患者さんの体感覚が期待値に達していなければ,「不満」という残念な評価を得ることになるとお伝えしました.しかし実は,「不満」と評価した患者さん自身も,フラストレーション（欲求不満）に悩まされているのです.

　このフラストレーションに耐える力（＝フラストレーション耐性）は,人間が強く生きていくために必要なもので,あまりにフラストレーションがたまるとそのストレスから問題行動をとる場合があります.これは「傷つきたくない」と無意識に働く心理的作用で,「不快」な感情や気持ちを回避もしくは克服しようとする心理的解決でもあります.

　このことを,オーストリアの精神科医フロイトは,「防衛機制」と呼びました.この防衛機制は,誰にでも現れる正常な心理的作用で,自分を守るために必要不可欠なものです.この防衛機制があるからこそ,人は困難な状況や挫折を乗り越えていくのです.

　ときどき医療スタッフに対して,感情のなかでもっとも激しい「怒り」をあらわにする患者さんを見かけることがあります.なかには自己中心的で理不尽な理由の場合もあり,怒った本人も後で「怒るつもりじゃなかった…」と内心反省していることもあるのです.

　ではなぜ,人は怒るのでしょうか？　実は怒りには,ついカッとなる怒り（怒りの喚起）と,考えたうえでの怒り（認知的判断）の2パターンあります.たとえば,予約をしたにもかかわらず何も言

われることなく待たされた患者さんは,「どうして待たせるの！何か一言いいなさいよ！」と怒る場合もあれば,「私のことは放置しても何とも思わないのね．ひどい！」と怒る場合もあります．このように感情はあくまでも主観的であり，人によって捉え方が違ってくるものです．大げさに言えば，ある患者さんは怒らない出来事でも，ある患者さんでは怒る出来事にもなり得るということです．

　医療スタッフの提供するサービスに対する患者さんの捉え方は，100人いれば100通りで違います．不満など「不快」体験や気持ちから発展して問題行動をとる患者さんと出会ったら，何が原因でそのような行動をとるのか，患者さんの心の奥のモヤモヤに耳を傾けることが大切です．その第一歩は,「何か心配事やお悩みがあれば,いつでも私たちスタッフに遠慮なくお声掛けください」の一言です．いつでも力になる姿勢を見せようとするだけでなく，しっかりと言葉で直接伝えることも必要です． (HY)

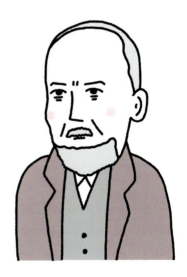

フロイトの提唱した「防衛機制」のうちの主なもの

- 同一視
- 置き換え
- 反動形成
- 昇華
- 分離
- 補償
- 自己への向き換え
- 投影
- 合理化
- 退行
- 取り入れ
- 打ち消し
- 抑圧

(詳しくは参考文献を参照)

歯科への不安・恐怖

　歯科医院に対してネガティブ思考の患者さんが多いのは，原因として過去に受けた治療での痛い・怖い・つらいといったネガティブ経験によるものが多いとされています．たった一度の経験であっても患者さんの脳裏には深く刻み込まれ，一種のトラウマとして記憶されてしまいます．

　記憶には，運動感覚を覚える「運動記憶」と物事を覚える「認知記憶」があり，歯科治療での記憶は後者の認知記憶に由来します．この認知記憶のうち患者さんに大きく影響しているのは，1時間から1カ月程度記憶する「中期記憶」と，重要な記憶として選別されたものが長期にわたって残る「長期記憶」です．

　長期記憶になるためには，記憶している1カ月の間で同様の出来事が2回以上反復していることが条件となり，これを「リハーサル効果」といいます．ですから，良い口コミをうむには，1人の患者さんに対して1カ月間に2回以上のエピソード性があるポジティブな言葉や行動を，同じように行う必要があるわけです．これをあえて意識して取り組むことは大変な労力となるため，質の良い良好な歯科医療接遇を習慣化して患者さんへ提供できるようにすべきでしょう．

　また，実際に不快経験がなくても，外部からの情報や強い思い込みなどによって"歯医者さんギライ"になることもあり，現代ならではの流言も影響しているといえます．さらに，歯科医院の診療室で見える用途の知れない器材，治療に使う薬剤の臭い，聞こえてく

る切削音など，五感への刺激も患者さんの不安や恐怖を助長する要因となっています．

　歯科に対して極度の恐怖心をもち，治療もままならないほど緊張して，多汗や呼吸困難に陥る患者さんを「歯科恐怖症」といいます．現在では，助力が必要とされる「社会不安障害」という大きなカテゴリーの「恐怖症」に分類される病気です．恐怖症の患者さんが抱く不安と，正常な人が見せる不安は，その強さや持続期間，また本人を衰弱させる程度についても，まったく異なるものだとされています．症状としては，過度の緊張や不安による赤面，多汗，震え，過呼吸，声が上ずってしまうなどの反応が見られます．幼いころに発症するとされ，歯科恐怖症では1～2歳ころが発症年齢ともいわれています．

　また，患者さんのなかには，「対人恐怖（社会恐怖）」の場合もあります．周りの視線や反応を気にしすぎる人や努力家，妥協を許さない完璧主義の人に見られる傾向があり，歯科関連では口臭を気にするあまり不安が強度になる「口臭恐怖症」もその一つです．

　これらを踏まえて，すでに不安や恐怖感の強い患者さんへの対応を考えるだけでなく，幼いころから歯科治療に対する不安や恐怖心をうまない記憶づくりをすることが，一生お口の健康を維持していくうえで大切です．
　　　　　　　　　　　　　　　　　　　　　　　　　　　（HY）

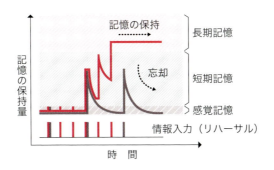

歯科医院が嫌われる原因

　人はなぜ，歯科医院に行きたがらないのでしょうか？　行くのを恐れる理由はどこにあるのでしょうか？　この点を少し考えてみましょう．

　結論から言うと，いったんデンタルチェアに座ったら最後，前章でも少し触れましたが，五感を刺激される恐怖があるからなのでしょう．チェアに座って診療を観察してみると，医療スタッフの扱う道具や薬品類のほとんどが，この五感のいずれかに触れることに気がつかれるでしょう．

　まず，触覚です．エプロンが上半身にかけられ，ガーゼやタオルで顔，目を覆われます．次に嗅覚です．いろいろな非日常性の臭いが鼻を刺激し始めますが，五感のうち嗅覚による記憶が最も量を蓄えていると言われています．他の五感の感覚は大脳皮質を経由して大脳辺縁系に到達して記憶されるのに対し，嗅覚だけは大脳辺縁系（感情脳）に直接情報伝達がなされるためです．そしていよいよ治療開始とともに，やはりここでも非日常性の味覚のする液体が，口を占領します．そして，聴覚です．ピンセットがトレーの上を踊る音，エンジンの回転する音，吸水のバキューム音，やはり診療室は，非日常性の音の世界で構成されています．最後に視覚ですが，次々と目の前で展開している見慣れない景色！

　一方，患者さんの側に恐怖がなくても，医療スタッフ側で非常に苦労するタイプの患者さんもいます．その一つが，いわゆる嚥下過

敏反射の患者さんです．嚥下過敏反射の人は，歯科治療を受けるとき以外でも，錠剤を飲むときや嫌いなものを食べるときなどに，吐き気に似た症状を示します．そもそも嚥下反射は，異物で咽頭を詰まらせないために自然に発生する自己防衛の証でもあるのですが，過敏になってしまうとさまざまな場面で問題となります．このような場合，一覧で示したように，嚥下反射を抑える自己暗示や訓練がいくつか提案されています．これらのうち鼻での深呼吸と爪もみが，チェアの上でもできる方法かもしれません．　　　　　（YO）

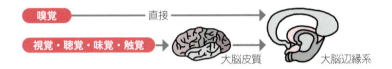

嚥下過敏反射を抑えると言われている方法

❶ 治療3時間前に精神安定剤を経口投与
❷ 軟口蓋を麻痺させる
❸ 腹筋をしめる
❹ 握りこぶしをつくる
❺ 舌に塩の粒を置く
❻ ハミングする
❼ 好きな音楽を聴く
❽ 鼻呼吸をする
❾ なるべく午後か夕方の予約
❿ 副交感神経（気持ちを鎮める）を活性化する
　1）音楽を聴く　　4）体を温め，血行を良くする
　2）笑う　　　　　5）爪もみを行う
　3）深呼吸をする　　（ただし，薬指は交感神経を刺激するので，さわらないこと）

口コミの怖さ

　口コミには「功罪」両面の影響がありますが，ネガテイブな口コミは歯科医院経営に打撃を与えます．一度評判を落としたら，再び良い評判を得ることが難しいのが，「口コミ」の怖さです．

　特に，さまざまな職種をもった人々が集うアメリカ社会のパーティーは，有益な情報交換の場でもあります．そこで誰かが「最近，歯の調子が悪いので，誰か良い歯医者さん，知りませんか？」と聞けば，「それでしたら，私の通っている●●先生を紹介しましょう．でも，間違っても××先生のところには行かないように！」といった会話になります．

　ここで掲げたのは，私（押田）が住むサンフランシスコ市外北東部ベイ地区の，ある情報共有サイトへの投稿の一部です．良い歯科医院をさがしています，という記事ですが，この投稿者は過去にあまり良い経験をしてなかった印象を受けます．それでも，この種の問い合わせには，すぐに返事が多数寄せられます．

　他にも私（押田）が実際に経験した例を紹介します．ある患者さんが他の歯科医院にかかり始めてから，以前にかかっていた歯科医院の抜歯の問題点を指摘され，それをきっかけに流言が広がり，結局，以前にかかっていた歯科医院は閉院してしまいました．実際，アメリカには軍に帰属していた歯科医師がいて，手は早いものの粗雑すぎることがあることは，私も経験しましたが…．

　すでに 10 〜 11 ページにおいて，表層サービスのほうが本質的

なサービスよりも患者さんの満足に大きな影響を与えることを述べました．歯科医院に来て当然の治療を受けること（つまり，支払う代価に対して当然の治療を受けること）である本質サービスでなく，「思ってもみなかったサービスや出来事」によって，良い口コミが発生します．たとえば，ちょっとした一言の言葉かけ，さりげないけれどもキチンと心配りしている言動などによって，口コミを発生させることがあるのです．

　最近，いわゆるバーバルを介した口コミではなく，匿顔性のあるSNSなどによる口コミが問題視されています．口コミサイトで悪評を書かれた会社が，投稿者を明らかにするよう求める裁判などのニュースが報じられています．口コミは必ずしも本当のことばかりではありませんので，これまで以上に発信する方の責任と，受信する方の内容の精査が問われる時代となりました．　　　　（YO）

大人と小児の歯科医院を探しています

- どなたか私の隣人のために良い歯科医師を推薦してくれませんか？　できれば私の3人の子どもの小児歯科もできる人が良いです
- これまであまり良い歯科医師にあたったことがないのですが，住んでいる地域から遠く離れて通うことはできません．この地域でより良い歯科医師を探したいのです

良い評判を得る8つの話し方

　口コミの怖さは述べましたが，こればかり気にしていては仕事になりません．では，自然体でいながら，どうすれば患者さんから良い評価を与えてもらえるのでしょうか？　ヒントとなる提案をいたしましょう．

　患者さんとの対話・会話の内容はもとより，使う言葉そのものが医療スタッフを物語っているとも言えます．英国の優れた人類学者マリノフスキーは，未開人の生活を詳細に調べた結果，彼らにとっては出会った相手が口をきかないということが，どんなに彼らを不安にし恐怖を抱かせるものか，そして言葉を交わす（挨拶する）という行為が，心理的に安心した共通の場に引き入れる役割をもっていることを述べています．アメリカでは，たとえばエレベーターの中などで他人と狭い空間を一時的にシェアする場合，必ず何か一言言葉をかけあいます．これも心理的に自分が落ち着きたいからなのでしょう．日本のエレベーターの中では，間違いなく9割以上の人がドアの上の昇降表示の横一列の数字盤を見て，無言が多いですね！

　主訴があって来院された患者さんが，医療スタッフとの会話・対話を通して「あの人と話していると，何だか気持ちが軽くなる」という評判は，とても嬉しいことです．そして，そういう人は自然と人に好かれる話し方をしているものです．それはどのような話し方なのでしょうか．

　ある記事によると，人に好かれる話し方をする人がやっているこ

ととは,
① 声のトーンが明るい（聞いていて気持ちがいい）
② はっきりしていて聞き取りやすい声をしている（聞き返さないといけないような声は，聞いている人にストレスを与える）
③ 声のボリュームが心地よい（その場の雰囲気に合わせた大きさ）
④ わかりやすい言葉で意味明瞭に話す（より簡単な言葉で，意味がわかりやすいように話す）
⑤ 相手の話を最後まで聞いてから話す（まず相手が話し終わるまで聞いてから，自分の話をするというのは最低限のマナー）
⑥ 言葉以外の態度にも気を配っている（ジェスチャーは相手との重要なコミュニケーション手段になる）
⑦ 相手のことを否定しない（肯定の言葉で相手の意見をいったん受け止めてから，自分の話をするようにすると良い）
⑧ 相手の反応を見ながら話す（大事なことは聞き手のことをちゃんと考えて話す）
の8つだそうです．

　これらの条件は，すべて個性（パーソナリティー；personality）に関係します．このpersonalityの語幹であるpersonは，「音（son）を通して（per）」という意味ですので，あなたの発する音はあなたの人格そのものを反映します．立派な人格をもつ人は調和音を発しますが，そうでない人は騒音が多すぎませんか？

　これらのことを実践して繰り返すうちに良い習慣が身に付き，一人ひとりの自然体での存在感の一部となるはずです． （YO）

開かれた歯科医院

　気持ちよく患者さんをお迎えするには，それなりの努力や心の準備を常日頃から心がけておくことが重要です．たとえば，医療スタッフより年上の患者さんが増加している現状で，高齢で有病の患者さんも増えつつあるわけですから患者さんの話を知識としてだけではなく，あたかも体験したかのように悩みを共有し，対応できる医療スタッフは，患者さんに好かれることでしょう．

　コミュニケーションには，言葉による伝達（バーバル・コミュニケーション）と非言語による伝達（ノンバーバル・コミュニケーション）があります．アメリカの心理学者アルバート・メラービアンは，初対面で人が受け取る情報の割合は，①見た目や顔の表情の視覚的情報が55％，②声の質や大きさ，テンポが38％，そして③話す言葉の内容や言語がわずか7％であるとしています．これは「3Vの法則」ともいわれ，7％のVerbal（言語情報），38％のVocal（聴覚情報），そして55％のVisual（視覚情報）です．つまり，話す言葉は7％にすぎず，残りの93％は表情や声の質であるということです．

　これらの情報からも明らかなように，言葉による情報のインパクトは薄いわけです．とはいえ，内容を伝達するには，言葉による手段が圧倒的に多いことは明白です．したがって，心を込めて，さらに自分のパーソナリティーを添えた言葉で，患者さんと接し，対話することが大切であることは確かです．

これまで述べてきた内容のすべては，人間関係に関わります．「人間」という言葉には「間」が入っていますが，世間や世の中，狭くは間柄と共通の語根をもつ言葉です．「間」とは人々の生きる空間であり，生活世界となります．そのため，「間」を上手にコントロールしないと，対人関係がギクシャクしたものとなってしまいます．

　「関心がある」とか「興味がある」ときの "interest" という言葉は，ラテン語で inter-esse（つまり，inter 間に・esse あること）が語源です．「間」の大切さは，日本語にかぎった話ではありません．くれぐれも土足で相手の心のなかに入り込むのだけは，注意したいものです．

　歯科医院とはいえ特別な空間でなく，患者さんの日常の延長空間という雰囲気をつくることができれば，患者さんには自然体で来院していただけるでしょう．このような開かれた歯科医院でありたいですね！　どうか，患者さんとの快い「間」を保ちながら，開かれた「心」で接しください．
　　　　　　　　　　　　　　　　　　　　　　　　（HY & YO）

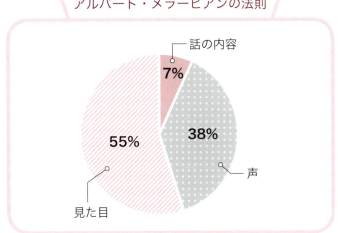

アルバート・メラービアンの法則
- 話の内容 7%
- 声 38%
- 見た目 55%

やっぱり第一印象は大事

　歯科医院にはほぼ毎日，新規の患者さん，いわゆる新患を迎えます．初めて会った人に対し，人は無意識のうちに相手を「堅苦しいそう」「ほんわか優しそう」などのイメージ付けをして，レッテルのようなものを貼る傾向があります．これを心理学ではラベリングといいます．

　医療スタッフも，一度は新規の患者さんに対して「真面目そう」「感じが良い人」などとイメージを湧かせたことがあるはずです．同じように患者さんも医療スタッフに対して，第一印象から「どんな人なのか？」とイメージを湧かせ，ラベリングしているのです．

　第一印象は容姿や表情，態度，しぐさなどの身体言語による見た目＝視覚的情報によってほぼ決定します．さらに，はじめに定着したそのイメージが，それ以降もその人全体のイメージとして捉え決定してしまう現象を初頭効果といいます．

　この初頭効果とは，アメリカの心理学者ソロモン・アッシュが架空の人物について，「知的」「勤勉」「衝動的」「批判力がある」「頑固」「嫉妬深い」とポジティブな言葉から読み上げた場合と，逆にネガティブな言葉から読み上げた場合とでは，聞いた人の印象にどう変化が生じるかの実験をしたものです．結果は，前者が「多少欠点はあるが，能力のある人」と評価されたのに対して，後者では「欠点が多いため，本来の能力を発揮できない人」と評価されたのです．このように，最初に与えられた情報が後の情報に影響を及ぼし，印

象が決定することをいいます．

　このことからも，医療スタッフの第一印象がその後の患者さんとの人間関係，信頼関係に大きな影響を与えることになるため，できるかぎりポジティブなラベリングをしてもらえるよう，常日頃から第一印象を高める努力が必要なのです． （HY）

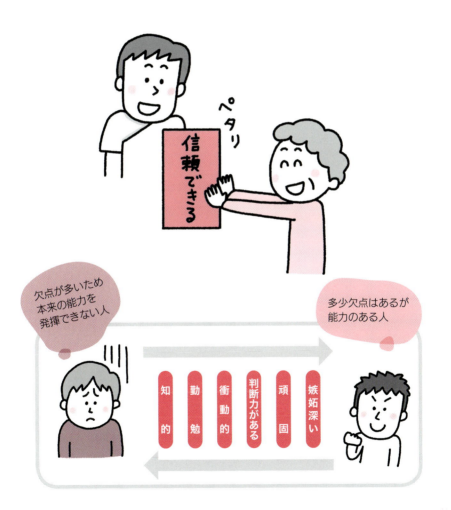

地域に根付いた歯科医院

　多くの成功している歯科医院が大切にしている共通した理念の一つに，地域に根差した歯科医院があります．私たちは，人との関わりなしでは生きていくことはできず，人間関係についても見直されています．一時は古い習慣として捨てられていた地域のコミュニティが，再評価されているのはその典型例です．また，新たな他人とのつながりとして，ソーシャルメディアの発達と拡がりは，皆さんご存知でしょう．

　しかし一方で，歯科医院に来る患者層は多様化しています．以前であれば「先生にすべてお任せします」タイプが患者さんの主流でしたが，現在はそのような患者さんだけではなく，モンスター患者，高い歯科知識をもった患者さん，全身疾患をもつ患者さん，セカンド・オピニオンを求めて来院した患者さんなど，さまざまです．

　このように変わっていく社会に対し，歯科医院は患者さんだけではなく社会に対しても価値を提供することに存在意義を認められるように経営すべきでしょう．歯科医院にも「企業の社会的責任」が求められているといえるのかもしれません．院長が社会への貢献という存在意義を表現することで，それがスタッフ全体にとって自分の仕事と社会とのつながりを感じることができるようになります．医療スタッフが自らの仕事に誇りをもてる状況をつくることが，医院の快適性を高めることにつながります．

　地域に密着するには，どのようなニーズが地域にあるのか，いつ

も感度の良いアンテナを張っておく必要があります．もし，あなたの歯科医院が患者さんにとって「敷居が高い」という印象を与えているのであれば，すぐにあらためる必要があります．患者さんと医療スタッフの関係である前に，人と人とのつながりを大切にした"患者目線"を忘れずに，治療に取り組む雰囲気と姿勢が大切です．

　通いやすさへの配慮は，歯科医院の外観だけではありません．たとえば治療後，受付で会計を待っている患者さんに院長自らお声がけすることもできるでしょう．それは，今日の治療について少しでも話す時間を設け，安心して帰っていただきたいからです．そして，閉ざされた空間での会話ではなく，（物理的でなく，気持ちのうえで）開け放たれた歯科医院の印象をもってもらうのに大変効果がありますし，話題性にも事欠かないでしょう．

　地域の歯車たれ！　　　　　　　　　　　　　　　　　　　（YO）

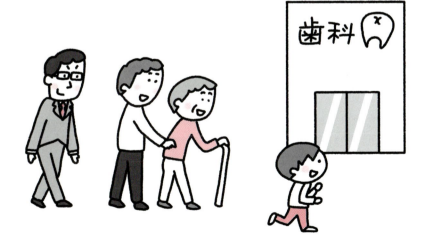

予約制と予約再確認

　一般的に，病院・クリニックの受付方法には「順番待ち制（受付順番制）」と「予約制」の2つがあり，どちらの方法をとるかは非常に決めにくい問題です．

　決定するための要素として，受付開始時間に患者さんが集中する診療科目や地域かどうか，待合室や駐車場のキャパシティに余裕があるか，効率性を重視するのか，患者さんの利便性を重視するのか，などがあります．しかし，受付スタッフにとっては予約制では電話応対の絶対数が増えるので，順番待ちのほうが業務量は少なくなり，歓迎される傾向があるようです．

　日本でも予約確認を徹底している歯科医院は多いかと思いますが，アメリカでは次の予約の前々日か，遅くとも前日には必ず電話で予約の再確認をしてくれます．最近は，メールでの予約確認をする歯科医院もあります．歯科医院に通院するのは日常的なことではないので，次の治療までの間に日数があると，つい忘れてしまうものです．このように予約確認をしてくれることは，患者さんにとって大変助かります．

　もちろん，急な都合で予約の日に行けない場合には，患者さんから電話を入れて予約変更してもらいます．万が一，無断キャンセルをすると，医科，歯科を問わず，およそ50～100ドルの罰金です．歯科医院ではありませんが，私（押田）が受診した際の予約票をお見せしましょう．下のほうに「24時間以前の予約取り消しの通知

がなければ，75 ドルの罰金」が科されることが明記されています．しかし，これには予約時間をきちんと医療者側も守ってくれるという信頼関係があるからです．予約時間に間に合えば，数分以内で診察室に案内されます．

　歯科医院で予約をきちんととるのは，歯科医院のためでなく「患者さんのためのシステム」であることを伝えましょう．そして，キャンセルの予防のために複数の予約を入れている歯科医院もあるようですが，患者さんのためのシステムであるならば，よほどのことがないかぎりは予約時間に治療を始められるよう，歯科医院側の体制も整えなければなりません．　　　　　　　　　　　　　　　（YO）

Dear Yoshiki Oshida

This is to confirm that you have scheduled an appointment for a physical examination on:
Date: 10-26-15
Time: 8:00a
Please go to the lab indicated on the attached slip one week prior to your appointment. (Double check with your insurance to confirm coverage at indicated lab.)
It is necessay that you fast overnight before having lab work done.
A $75.00 charge will be made for missed appointments unless 24 hours notice is given.
Thank you.

朝のミーティング

　出勤したら何となく周りに挨拶して診療に入り，その日の診療が終わったら，「お疲れさま〜」と言って何となく帰って行くクリニックもあるとは思います．また，そうではなく毎日きちんと朝のミーティングを行っているクリニックもあるでしょう．

　社会が違えば，人の考えも行動も違います．アメリカでは集団行動をした経験のない人も多く，特に教育現場では物事の大半が「何となく始まり，何となく終わる」という，いたってメリハリのない日常社会です．ただし，歯科医院の朝の風景は，一見に値しますので，紹介しましょう．

　多くのアメリカの歯科医院では毎朝，患者さんが来院する前に，短いミーティングの時間がもたれています．日本の歯科医院でも行われているとは思いますが，参考までに紹介しておきましょう．

　まず，約束ごととして，

・ミーティングの長さは10分程度で，長くても20分にする
・全員が必ず参加し，発言する
・来院されている患者さんから見えたり，会話が聞こえない場所で行う

　見えたり聞こえたりしない場所というのは，2003年から実施された，いわゆるHIP3（Health Information Privacy, Policies and Procedures, 個人情報保護法のため）を全員が守るためです．

　そして，ミーティングの内容は，

1. クリニックの理念
2. 準備：事前に各自がカルテ（アメリカでは，チャートと呼ぶ），予定表を確認
3. 反省：全員で昨日の反省（前日の終わりに行えば良いが，なかなか全員は集まらない）
4. 歯科衛生士のスケジュールの見直し
    ・メインテナンス予定の患者さん
    ・X線が必要な患者さん
    ・麻酔の必要な患者さん
    ・治療が未完了な患者さん
    ・特別な治療を要する患者さん
5. 歯科医師のスケジュールの見直し
    ・特別な治療・術式，それに伴う準備が必要な患者さん
    ・急患を受け入れる余裕のある時間帯の共有
6. 新規の患者さんの紹介
7. その他，家族のこと，患者さんからのコメント紹介
8. 締めくくりは，にこやかに今日も患者さんと接することができるように，全員でポジティブな雰囲気で終える

となっています．

(YO)

受付の重要性

　患者さんが歯科医院の扉を開け，まず会話をする相手は受付です．この受付が好感をもてない人であったら，「何となく行きづらい」「敷居が高い」「足が向かない」などで，患者さんが徐々に離れはじめます．この傾向は，いかなる職種でも一般的に起こりうることですから，誰でも賛同できるでしょう．

　患者さんは来院される前から，多くの場合で電話によって受付とコミュニケーションをとっています．いわば受付は，歯科医院の看板なわけです．その看板が人であり，しかもこれから受ける治療に少なからず不安をもっている患者さんであれば，受付での応対で気持ちが変わります．受付を英語では「レセプショニスト」ということでもわかるように，人を受ける（レシーブ）する職種を意味します．

　私（押田）の知っている例ですが，CTS（Carpal Tunnel Syndrome：手根管症候群）になって業務が困難になった歯科衛生士に対し，ボスである歯科医師は患者さんとの対話に優れる彼女に受付を担当させました．メインテナンスで再来院する患者さん，新規の患者さんへの応対が良く，あっという間に口コミで新規の患者数が増えました．

　このように大切な場で，良好なコミュニケーションがとられているのは，ラポール（rapport）状態が存在していると解釈されます．ラポール（フランス語で「橋を架ける」という意味）は臨床心理学

の用語で，患者さんと施術者との間に心の橋が架かっている状態を意味します．そのためには，① 相手をよく観察し，② 相手との共通点を見つけ，③ 相手の現実に入るだけの思いやりをもち，さらに④ 相手の認識や経験を共有していることを示すことが重要とされています．

　このように，受付は歯科医院の窓口という重要ポジションですが，だからこそストレスの大きい仕事でもあります．そのストレスとなる主な原因は，特に患者さんへのリコールや予約確認などの電話をかける前が多く，① 相手が迷惑そうで，ときには叱ったり，忙しいと話を聞いてくれないのではないか，②「歯科医院なのに儲けることばかり」と悪印象を与えてはいないか，③ 歯科医院が電話営業みたいなことをする必要があるのか，④ 必要を感じていない患者さんに電話するのは無駄なようにも思えるがいいのか，などがあるようです．たとえそれが職場や社会の「暗黙の了解事項」だったとしても，重要性が理解できていなければストレスになりえます．打開策は「電話による連絡の意義と必要性」を医療スタッフ全員で共有し，各自が理解することです． 　　　　　　　　　　　（YO）

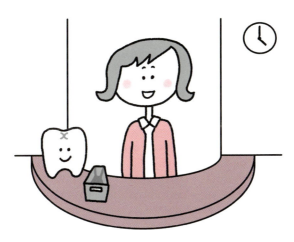

個人情報保護

　いつの頃からか，やたらに「個人情報」という言葉を耳にするようになりました．日本では 2003 年に個人情報保護法として法制化され，個人情報とは「氏名，生年月日その他の記述等により特定の個人を識別することができるもの」と定義されました．保護されるべき個人情報の典型として，医療上獲得された情報があります．

　医療現場では個人情報をめぐって，さまざまな問題が発生しています．患者情報が保存された PC が盗難被害，医師・看護師による患者情報の持ち出し，患者情報を含むファイルを多数の学生にメール送信，健診受診者の情報の入った USB を紛失，あるいはカルテを清掃職員が誤って廃棄処分などがあります．これら個人情報の紛失・漏洩は，医療機関としての信用を喪失し，大きな損害につながります．

　この個人情報を護るということは，反して別の状況下では，自分もまた同じように護られているとも言えます．そう考えると，十分な注意が必要となることが理解できると思います．そして，すでに具体的な個人情報漏洩への安全対策を真剣にとっている歯科医院もあります．また，日本歯科医師会も「個人情報及び特定個人情報保護方針」を発行し，指導をしています．

　個人情報保護に関して日本より進んでいるアメリカでは，多くに歯科医院において患者との間でインフォームド・コンセント同意書（ICA：Informed Consent Agreement）をとりかわし，患者個

人の権利と医師の義務という見地からみた法的概念のもとで，実際の治療（治療方法，リスク，利点・欠点など），治療の目的，もし抜歯を研究のために使用する場合には抜歯ごとに番号が付されるなど，詳細事項が盛り込まれています．

　このように，いわば「ハードな情報」は事故的に紛失・漏洩することはあるものの実際に保護する方法もとれますが，一方で「ソフトな情報」はどうでしょうか．ある耳鼻咽喉科の医院の待合室での光景です．看護師が再来院らしい患者さんに対し，家族の健康状態も尋ねていました．おそらく，個人的に親しい関係だからこそと想像しましたが，たとえカルテの管理が厳密でも，その待合室にいる人たちに「ソフトな情報」を流出したと言えます．これでは，個人情報の保護はどこにいってしまったのでしょうか？

　地域密着を感じさせられる歯科医院だからこそ，注意が必要です．
（YO）

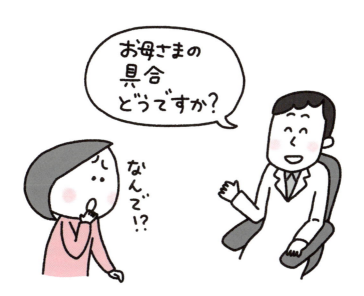

スリッパに履き替えない歯科医院

　アメリカでは問題にならないことが，日本文化・社会にもってくると，問題視される場合が多々あります．「院内はスリッパと土足のどちらが良いのか？」といった疑問は，ひと昔前では話題にもなりませんでした．しかし，高齢の患者さんも増加しており，「バリアフリー」が主流になってきている現代では，玄関先でスリッパに脱ぎ履きするのはとても負担になりますし，また転倒などの危険も伴う動作です．土足のまま入室できるほうがスムーズであるということから，土足で良い歯科医院が好まれてきている傾向があります．

　また，生活習慣も人それぞれなので，他人が履いたスリッパを使うことや，家以外で靴を脱ぐのには少し抵抗があるなどと感じる人もいます．ましてや，夏場は素足の患者さんもいます．「患者様」とすら言っている現代，患者さんに対して「素足での来院お断り！」と言えますか？

　しかし，どちらにするかを決定するのは，いたって曖昧な（あって，ないような）基準しかありません．大学病院などの歯科では外履きのままの治療ですが，一般開業の歯科医院では，なぜこのような議論が出てくるのでしょうか？　場合によっては，「あそこの歯科医院は一々，スリッパに履き替えさせられる」あるいは「あそこの歯科医院は，土足のままの患者を診療している」といった口コミで，患者さんの数を減らすことも考えなくてはなりません．すでに述べたように，患者さんの満足度は，歯科治療の内容などの本質サー

ビスよりも，あればあるにこしたことはない期待サービスのほうに依存しているこの現実を，思い起こさざるをえません．

　いずれの場合でも，歯科医院の玄関には，対応したセット（除水・除湿用マット，あるいは光触媒加工の専用防臭スリッパの紫外線殺菌装置，医院によっては使い捨てスリッパなど）が備えられています．

　そこで提案ですが，急にどちらかに決めずに，両立できる過渡期をもつのはいかがでしょうか？　その場合，使い捨ての靴カバーを用意することを薦めます．この使い捨て靴カバーは，降雪や降雨の多い地域では大変便利です．濡れた雨傘を店内に持ち込むときに入口に備えられている，片手で操作・収納できるビニール製の傘ケースと同じ要領で，脱着が容易にできます．　　　　　　（YO）

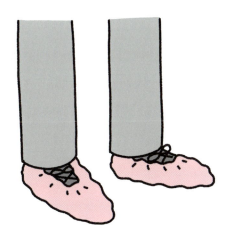

パーソナルスペースに入るためのライセンス

　動物学者ヘディガーは,「逃走距離（近づくと本能的に逃げる距離）」と「臨界距離（近づくと攻撃してくる距離）」という概念を動物の個体間距離に導入しました．この個体間での距離感を人間にあてはめ,「パーソナルスペース」の概念が生まれました．満員電車でストレスを感じたり,他人との適切なへだたりがあることによって安心感を得たりする「自分自身がもっている個人の空間」です．自分のパーソナルスペースが保たれているときは快適であり,逆に他人が入ってきたりすると不快に感じる空間であり,このパーソナルスペースを多くの人は暗黙の領域として使うことによって,他人と円滑な関係を心掛けようとしているといわれています．

　人類学者ホールは,文化や環境,周辺状況に応じて相手との臨界距離を保ち,自分のテリトリー（縄張り）を守るという人間行動に関し,「対人距離学（proxemics）」を提唱しました．ヒトは動物に比べ,はるかに過密な環境にいます．したがって,自らの本能をあざむく,柔軟な空間調整能力を身につけました．つまり,人ごみでも空き地でも,自らの間尺に合わせて,瞬時に適応できるのが人間です．ホールは対人距離学において,コミュニケーションで見られる文化的な差を明らかにしようとしました．

　人と人との間の距離を,いくつかの段階に分けた研究もあります．最も接近した密接距離は,文字通り親密な関係のことです．言い換えれば,この範囲内に入って来られても嫌悪感や違和感を抱かない

相手とは，親密な関係（母親と赤ん坊，恋人同士）であるか，そうなる可能性があるということになります．

　しかしながら，歯科治療ではこのような密接距離に入らないと，治療は不可能です．本来であれば，患者さんにとって決して親密な関係とは言えない歯科医師や歯科衛生士が，密接距離に入ってくるわけですから，患者さんに嫌悪感や攻撃性が出ても不思議ではありません．それではなぜ，大丈夫なのでしょうか．

　恋人や家族でないにもかかわらず，こうした密接距離に入っていけるのは，職業人だからだと考えます．それも歯科医師，歯科衛生士，ほかには医師，美容師，理容師のように，国家試験の合格者だけに付与される免許は，患者さんの意識のなかで重要になります．同時に，患者さんの信頼を得るライセンスだからこそ，ライセンスをもつ人は医療に従事するプロフェッショナルとして知識と技術を研鑽し，一生学び続ける努力が求められるのです．　　（HY & YO）

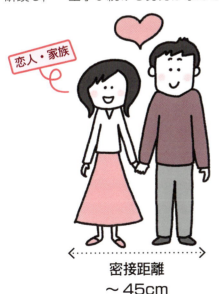

定期来院をつくる患者教育

　日本では，口腔内の健康に対する一般的な意識は，まだまだ低いのが実情です．口腔内の疾患も予防が可能ということすら，理解をしている患者さんは，ほんのわずかでしょう．ですから，歯科医院は継続して患者教育をする機会をもち続ける必要があります．能動的に情報を発信したり，声掛けをすることで，来院のきっかけを歯科医院側で用意すべきでしょう．

　そのために必要なことは，歯科医院で行う予防の仕組みづくりです．どういう流れで，どういうことを，どれくらいの時間・頻度で，誰が，いくらで施術するのか明確でないと，患者さんの定期来院は見込めません．アメリカでも仕組みができている歯科医院では，「定期的に患者さんが予防のために来院する」ことが当たり前になっています．なぜなら医療スタッフ全員が初診の段階で，「うちの歯科医院では，こういうシステムで患者さんのお口の健康を守っています」と明確な説明ができるからです．もちろん何らかの理由でフェードアウトしていく患者さんもゼロではありませんが，歯科医院の理念に賛同した患者さんには「親切・丁寧・安全」な診療・サービスを提供していくことができます．

　ここで大切になるのがリピート率ですが，施術の体感・効果を患者さんに感じてもらうのが重要です．つまり，患者さんの主観が非常に大事なわけです．この点では，とりわけ"初診時"の対話，説明が大切になりますので，しっかりと時間をとって患者さんと対話

し，検査をし，治療計画についてお互いに合意するまで，時間を惜しまないていねいな説明が大切です．これが患者教育の第一歩であり，患者さんのモチベーションの管理につながります．良くなった状態を具体的にイメージしてもらい，患者さんの頭のなかを希望で満たしてさしあげることで，治療へのモチベーションを高めることができます．と同時に，そうでなければ逆にマイナスの結果となるということも知ってもらえるようなモチベーションも含まれることになります．

　患者教育という視点では，他にもさまざまな提案があります．まずは医療スタッフがリード役として歯科医療の果たす役割を自覚することです．患者さんに歯科定期検診を勧めるのに，院長をはじめとする医療スタッフ全員がそれを実施していなければ，説得力がありません．また，医療スタッフが健康的な白い歯を見せながらホワイトニングを勧めれば，何より説得力をもつでしょう．

　また，患者さん同士が待合室で会話しやすい環境をつくり出すのも，良い効果をもたらすことがあります．継続的な来院患者は，自己の体験を他の人々に伝えることが多々あります．このような患者さん同士での可視化されたコミュニケーションも大きな効果があり，セラミック，インプラント，ホワイトニングなどの保険外の治療につながる傾向があります．　　　　　　　　　（HY & YO）

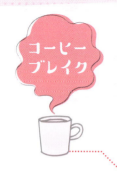

世界地図の読み方と不思議

この地図をご覧ください．日本で使っている普通の世界地図です．

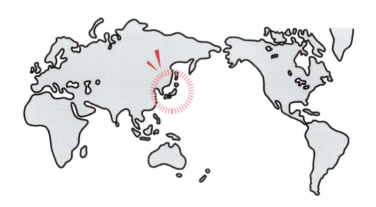

　私たちには毎日，海外からのいろいろな出来事がニュースとして入ってきます．それぞれの場所を，「左上のほう」とか，「右下のほう」といった具合に，頭のなかに描いた世界地図のなかで場所を認識し，「遠い国の話だなー」「行ったことがある」「住んでいた」などと，ニュースを聞く人の個人的経験に照らして認識していくのでしょう．

　以前，FEN といういわゆる進駐軍（考えてみれば，いたって不快な言葉ですが）の放送局がありました（今は AFN と呼ばれていま

す).このFENとは,Far East Networkの頭文字から取った語で,文字通り日本は彼らから見ると極東(far east)に位置しているのです.でも,左の地図では,ど真ん中に日本がいます! その理由は簡単で,欧米で印刷される世界地図はすべてヨーロッパ大陸が中央に印刷されるように配置されているため,日本国は一番右,つまり極東になってしまうのです.

　下の地図を参照してください.左の地図と比べると位置関係がまるで違うことに気づかれたでしょう.

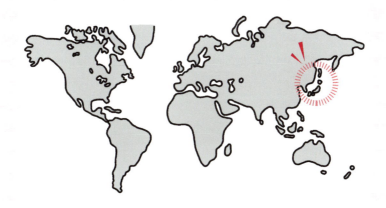

　Far East以外にも,Mid-East(Middle East)を中東,Middle and Near Eastを中近東と訳していますが,われわれが使う世界地図では,東ではなく立派に西なんですが.ちなみに,2012年度の大学入試センター試験の地理Bの問題に使われている世界地図は,欧米式となっています.

　この種の面白い差異の発見はまだまだあります.コーヒーでも飲みながら,全く次元の異なることに思いを馳せるのも,ブレイクになりますよ. (YO)

心の美学

　哲学者の西田幾多郎は,「人間が人間の本性を現じたる時は美の頂上に達するのである」という言葉を残しています. 人の美しさは顔立ちやスタイルの良さだけで決まるものではなく,「内面」の美しさがなければ, 本物の「美」とはなりません.

　「上品で素敵だな」と思う女性の特徴として,【言葉づかいがていねい】【食べ方がキレイ】【マナーがきちんとしている】【ハンカチをもっている】が挙げられています. つまり, 何か特別な行動をするのではなく, 当たり前のことを当然のように実践できている品性のある人のことを指しているようです. 明治・大正・昭和と生き抜いた大哲人であり教育家である森信三は, 気品について「その人から発する, いわば内面的な香りとでも言うべきもの」と述べています.

　意識しても良い品性が表出してくるわけではありません. そして品位やマナーから, その人の人格が十分にわかってしまうことにもなりかねません. 心を磨くと, おのずからその美が顔に出て, それも深みをもった美となるのですが, 実際のところ, それに気がついていない人もいます.

　料理研究家の飯田深雪は, 弟子に一級品の料理道具を使うよう教え, それにより道具の扱いも自然とていねいになり, ときが経つうちに,「自然と自分なりの品位が熟成してくる」と諭したそうです. この話から, 子どもに第一級の絵画, 音楽, その他に触れさせることを推奨している教育者がいたことを思い出させられました. 歯科

医院のなかでも，医療スタッフのさまざまな動きや態度，道具の扱い方などが，無意識のうちに患者さんの目に触れています．

　このように，心の美はその人の内側から自然に滲み出てくるものですが，はたして現代社会は，内面を磨ける環境になっているのでしょうか．吉永良正は，その著『ひらめきはどこから来るのか』のなかで，「情報糖尿病」について述べています．糖尿病が人体の仕組みと接取栄養量とのミスマッチから生まれたものであるならば，栄養を情報に置き換えてみると，少ない情報量を最大限に活用できるように進化してきたはずの人間の脳が「糖尿病」と同じような状況になっていると言えるのです．

　本来，人生は「量」よりも「質」が大切なはずです．しかしながら，現代人は「健康になれるのなら死んでもいい！」と，不健康なまでに強迫的な「健康願望」に囚われており，これは「量化」された健康への欲望です．

　これからは，真の意味でその人の「質」が問われるときがきています．「量」を求めるのではなく，心を整えて自分の内面を磨く「質」を求めて，常日頃から努力する必要があります．　　　（YO）

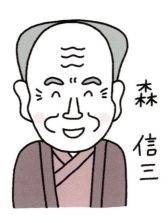

物の美学

　いわゆる,「美の美学（Aesthetics of Beauty）」とか「美の力学（Dynamics of Beauty）」の学問の根底にあるのは簡単な一言,「美しいものには, 力がある」です. この「美」には3つあり, 人の美, 物の美そして心の美です. そのうち物の美には, 形（安定性）, 色（感性）, そして調和（周囲とのバランス）の三要素があり, どれも欠かせません.

　哲学者である西田幾多郎は,「人が環境をつくり, 環境が人をつくる」と言いました. 人はいろいろな物を創造しますが, 自分もすべてこれら自分の創造物から学び, 成長するのです.

　ここで,「美」と逆の「雑音」について, 考えてみましょう. メディアクリエーターの佐藤雅彦がボストンを訪れた折の感想が,「なんと, 静かな町なのであろうか」でした. その理由として, ボストンでは看板の数が圧倒的に少ないことに気付き, 彼はこれを「文字の騒音」と呼んでいます.

　アメリカの歯科医院の待合室と日本の典型的な歯科医院の風景を比較してみますと, 何かアメリカの待合室のほうがスッキリしていることに気が付きます. いろいろな雑誌・パンフレット・広告類, 歯ブラシ・歯磨剤などが陳列されておらず, いわば「色の雑音」も「文字の騒音」もありません.「わび」「さび」「無」など, 日本には素晴らしい「美意識」につながる概念があるのに, それが日常に反映されていません. シンプルである日本の美は, 実生活でどこに現

れているのでしょうか？

　待合室は，その歯科医院が患者さんを迎え入れる最初の場であり，その医院の主張を表す場でもありますから，歯科医院の性格によってはそのような「騒音」を制限する必要があるかもしれません．

　もし，物の美学を意識した歯科医院づくりをするのならば，もっと美意識を高めてください．専門にしているデザイナーの意見を聞くのもよいでしょう．人間工学，感性工学の概念をドシドシ取り入れた待合室，診療室づくりや改善を積極的に考えましょう．特に，ホワイトニングなどの審美歯科治療に力を入れているクリニックでは，この「美意識」をより一層高めてみてはいかがでしょう？

（YO）

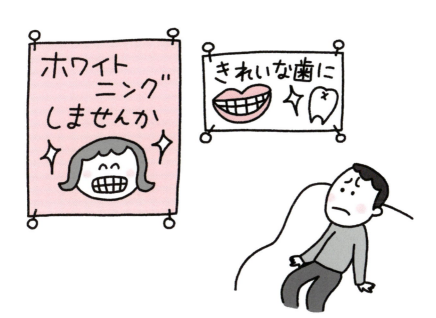

痛みの本質

　「痛み」の研究では，発生原因・メカニズム，認知・認識の方法，程度と質，他人（特に医療関係者）への伝え方，そして適切な処置法と，多岐にわたる分野で扱われています．国連が2000年からの10年を「痛みへの挑戦の10年」と提言し，全世界的に痛みに関する研究が盛んとなりました．日本でも，2002年に故熊澤孝朗先生が愛知医科大学に「痛み学講座」を開設され，私（押田）も開設早々の多忙中にうかがい，私たち工学系の研究者から見た痛みへのアプローチについて，いろいろと相談させていただいた記憶があります．

　実際に，患者さんと医療スタッフとの間で正確な「痛み」の質と量を伝達する際，さまざまな問題が発生します．ましてや多文化，多言語社会であるアメリカ社会では，問題なく「痛み」が伝達され，正確に理解されるほうが珍しいくらいです．たとえば，① 患者さんの母国語が英語でない場合，② 医療スタッフの母国語が英語でない場合，③ 患者さんと医療スタッフの双方ともの母国語が英語でない場合，④ 患者さんが幼児や小児の場合，⑤ 患者さんが脳障害などの理由で言葉を上手に使えない場合，⑥ 患者さんが認知症を発症している場合など，医療スタッフはどのようにして患者さんの痛みを理解しているのでしょうか．

　「痛み」には，日本語でも「しくしく痛い」「ずきんずきん痛い」「ぴくぴく痛い」「ガンガン痛い」など，多岐にわたる表現があります．

以前，学生の8割以上が留学生で，30近くの異なる国から来ているインデアナ大学歯学部の大学院の学生を使って，母国語で「痛み」に関する単語や短い表現を書かせたことがあります．対象となった言語は，ドイツ語，フランス語，ロシア語，スラブ語，トルコ語，アラブ語，ギリシャ語，ヒンズー語，タイ語，パキスタン語，中国語，韓国語，日本語，スペイン語，そしてポルトガル語です．全部回収した後で，再度各生徒に返し，今度はそれら母国語の隣に，自分で一番近いと思う英語の単語なり表現なりを書かせたところ，興味のある点が確認できました．①「痛み」に関する言葉の数は言語間での大差がなく，大体15から20程度であり，②どうしても的確に相当する英単語が見つからない言葉が，それぞれの言葉で少なくとも5語くらいあったのです．したがって，単語ではなく説明となってしまいます．

　多文化，多言語社会であるアメリカでは，この問題は軽視できません．そして，観光立国として名を挙げている日本でも，徐々に日本語を母国語としない患者さんが増えてきていますので，真剣に対策を考える時期に来ていると思われます．　　　　　　　（YO）

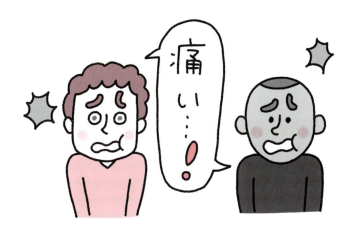

痛みの表現法「顔法」

　痛みにはさまざまな質と量による違いがあり，これらの情報を患者さんが施術者へ正確に伝達し，施術者が正確に理解するのは困難です．まして，両者間での母言語や方言，年齢の違いその他の理由から，言語コミュニケーションで「痛み」を正確に伝達することが難しい場合も多々あります．伝えているつもりでも実は伝わっていない，ということもあります．

　しかし，「痛み」の感情の表現，特に顔の表情には言葉が不要です．また，人種，言語間での差異はあまりなく，かなりの一致を見ることができます．たしかに，表情はその人の感情をよく表すものですが，どのような感情が表情にあらわれるのか，そして相手はどこまで表情から感情を読み取ることができるのか，という疑問が起こってきます．これは「表情分析」という研究分野で追究されてきた課題です．

　そのパイオニアの一人であるエクマンは，この顔の表情から人が読み取ることができる感情には，① 怒り，② 悲しみ，③ 恐怖，④ 驚き，⑤ 嫌悪，⑥ 喜びの6つの基本感情があり，これらは国や文化を越えて共通している基本カテゴリーであるということを，日本，米国，チリ，アルゼンチン，ブラジルにおける調査で明らかにしました．そして，これらの表情を分析する手法の一つとして，顔を3つの領域に分け，特徴的な表情筋の動きで，各感情をコーディングするFACSというシステムを提案しています．顔の3つの領域とは，① 顔面上部（眉，額），② 顔面中部（眼，眼瞼，鼻梁），③ 顔面下

部（頬，口，顎）であり，眼と口の周囲は感情表現の大きな役割を担っています．

　FACSにおける基本動作はユニット（AU）と名づけられていて，たとえば眉を内側にあげる（AU1），舌をだす（AU19），唇の端を横に引く（AU20），目を閉じる（AU43）などです．これらのAUを組み合わせることで顔の表情が合成でき，表情の再生や認知などコミュニケーション研究に活用されています．実際，眉毛（40種），目（45種），鼻（40種），口（55種），耳（10種）を組み合わせても，ざっと6千万の顔ができます．もちろん，微笑んでいる口と，怒っている目の組み合わせなどの不自然な組み合わせを省きますが，それでもなお十分な組み合わせが残ります．

　一方で，シュロスバーグをはじめとした研究者は，「快・不快」と「注目・拒否」など，2つの次元から考える次元説を提案しています．

　医学界でも特に若年患者を対象にして，「顔」法を利用して「痛み」の程度を理解しています．対話が困難な患者さんとのコミュニケーションをお考えください．特に歯科治療では，患者さんの「痛み」を理解することが基本といえるのではないでしょうか．（HY & YO）

エクマンによる六つの基本的な表情

喜び　恐怖　嫌悪　驚き　悲しみ　怒り

Wong-Baker FACES® Pain Rating Scale

0	2	4	6	8	10
No Hurt	Hurts Little Bit	Hurts Little More	Hurts Even More	Hurts Whole Lot	Hurts Worst

自分でもできる歯痛の応急手当て法

　歯科医院に来る患者さんの主訴の8割以上は，「痛い」です．歯科医院に来るまでの歯痛の応急的な処置を，患者さんに提供して差し上げるのも一つのアイデアです（どういうわけか，歯って歯科医院が休んでいる日に痛くなることが多いですね！）．

対策その1

　合谷(ごうこく)は，いろいろな症状に効く万能ツボです．場所は，親指と人差し指の付け根の間にありますので，ここを自分で刺激します．

対策その2

　歯痛点(しつうてん)は手のひら側の中指と薬指の付け根の間に位置しており，齲蝕や歯周病などによる痛みは，この歯痛点を刺激するのが効果的です．刺激するときのコツは，痛いと感じるくらい強めに刺激することです．親指と人差し指ではさむようにして，やや強めに押しもみ，左右交互に何度も繰り返します．

対策その3

　自分の足指に歯列全体を投影し，関節の先方が上顎，手前の方が下顎とし，親指と小指は中央部，中3本の指は両側面で6カ所，つまり合計8カ所（8本の歯）の位置が特定でき，痛いと感じた歯に相当する足の指の位置を十分に刺激します．

対策その4

直接の歯痛対策ではありませんが，気分的にやわらげる方法があります．自律神経には，活動する交感神経とリラックスできる副交感神経があり，この副交感神経を高めるために有効な方法が，薬指を除く指先の刺激です．

爪もみは両手の指先，爪の付け根の両サイドを反対の指で摘まむように押して刺激します．多少痛いと感じるくらい，1本の指に10〜20秒刺激します．ただし，薬指だけは交感神経の刺激になるので，刺激しないようにしてください．自分でできない場合は，緩めのクリップとか洗濯バサミを使用する方法もあります．　（YO）

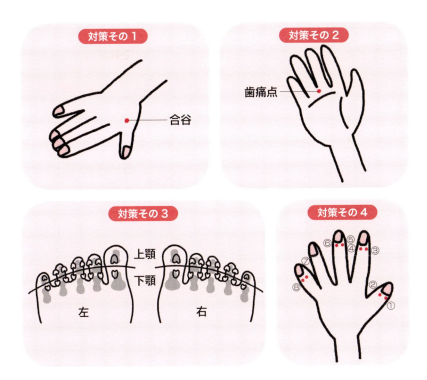

脚と足，手指のトリートメント等の付加的サービス

　デンタル・チェアに横たわっている間，タイミングをみて，手や足のトリートメントを医療サービスの一環として提供してくれる歯科医院もあります．もちろん患者さんの希望，治療の内容などにより，すべての患者さんにというわけにはいきませんが．

　アメリカ西海岸では，東洋医学に興味のある歯科医師や医師が多く，「指圧」という日本の言葉を知っています．足の裏を見て患者さんの健康状態がわかってしまう先生がいると評判が立ち，噂はとたんに広まっていきました．

　せっかく来院してくださった患者さんですから，プラスのサービスを提供することで，それが歯科医院全体の良い評価と評判になれば，嬉しいことではありませんか．ぜひ，それぞれの歯科医院の特色を生かした，付加的サービスをお考えください．

1. 足の裏のトリートメント

多種にわたるツボを刺激します．

2. ふくらはぎのトリートメント

　重力に逆らわずに一日活動していると，血液や水分が下半身に溜まりがちになります．水分を循環させるポンプである心臓の機能が衰える高齢者は，特に下半身にむくみを起こしやすいのです．「第二の心臓」ともいわれるふくらはぎを刺激し，足の下部に流れた血

流をポンプ・アップし，心臓に戻します．

　ふくらはぎのトリートメントのポイントは，足首から膝のほうに刺激は内側，中央，外側の3つの部位に分けて行い，3つの部位を一通り行った後，しこりや痛みのある部位を，さらに時間をかけて丁寧にほぐします．「痛いけれども気持ちがいい」強さを目安に刺激します．

3．指のトリートメント

- 親指…うつ症状を和らげる効果アリ
- 人差し指…心配事があるときは"人指し指"！
- 中指…ムカッときたときは"中指"立てずに刺激
- 薬指…イライラから来る耳鳴りを解消
- 小指…寂しいときや緊張したときは刺激　　　　　　　　（YO）

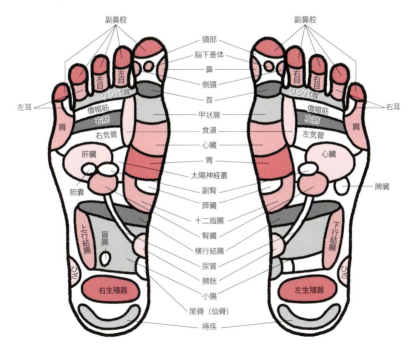

むし歯のない
良い子のクラブ

　人は誰でも排他的な傾向をもっていますので，ある事柄に特化された「クラブ」のもつパワーをわかっています．そして，そのような「クラブ」に認められ，グループの一員となることに，ある種の憧れをも抱きます．

　このような心理的な効果をうまく利用した"No Cavity Club（むし歯のない良い子のクラブ）"が，アメリカの一般歯科，とりわけ小児歯科医院で盛んに取り入れられています．来院する小児の患者さんや，患者さんの子どもを対象にして，毎月写真を撮って掲示板に貼って褒めてあげるのです．学校でも話題となったり，Webでの照会などで患者さんの数が自然に増加し，月末には15～20人くらいの子どもの写真でいっぱいになります．

　対象が0～18歳とか，3～10歳とか，14歳以下とか，それぞれの医院で少しずつ対象年齢枠に違いはあります．どのような形であれ，この「クラブ」の会員として認められたいという子どもに対し，歯科医院は次のような項目を盛り込んだ一種の宣伝をして，歯の衛生管理を啓発しています．

　たとえば，「クラブ」の一員として認められるには，3～6カ月の間での定期検診に来院して，歯科衛生士の検査で「むし歯なし」と評価されることをあげているのが標準です．それには常日頃から，① 毎食後の歯磨き，② 毎日1度のフロス，③ 歯磨きやフロスの後，両親に見てもらう，④ 健康的なおやつをとる，⑤ だらだら飲食を

しないなどを挙げています．

　成人にかぎらず小児であっても，むし歯があるという認識が無意識に言動や表情に影響を及ぼすことは，十分に考えられます．"No Cavity Club" は，患者教育の一環としても捉えることができます．これに似せた「白い歯の月例コンテスト」などの企画も，ホワイトニング奨励，普及とも併せて人気となるでしょう．地域との密着という意味でも，効果があると思います．　　　　　　　　（YO）

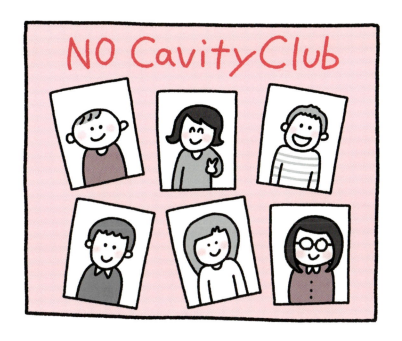

ホワイトニングと身だしなみ

　最近，盛んにアメリカのテレビで宣伝しているコマーシャルに，"Get White and Smile now,,,, Pay later!"（歯を白くし，笑顔を取り戻そう！　お支払いは後からでも…）と，いうものがあります．アメリカ社会そのもののような感じがしますね．ホワイトニングのローンは身近なことなので，日本でも受け入れられると思います．

　歯を白くすることは，おしゃれ以前の身だしなみの一つです．身だしなみの考え方には二つあり，その一つは「自分を大切にする」という気持ちです．自分を愛せない人がどうして他人を愛することができるのでしょうか？　その意味からしても，身を嗜むことは重要です．二つ目が，「他人に対する敬意」の表れです．髪をとかす，アイロンのかかったシャツを着る，靴を磨くなどは，おしゃれ以前に他人に不快感を与えないという気遣いからきています．

　「歯のホワイトニング」に関する身だしなみは，いったん口を開ければ相手が「この人は歯を十分に手入れしているな！」と感じ取ってくれるはずです．何より，歯がきれいな人と話をすることは，こちらの気分をも爽快にしてくれ，楽しく，嬉しいものです．

　色のもつ異なる心理に目をやるのも興味あることでしょう．色のもつ心理的な重さを実際の重さと比較した研究では，白は実際の重さと心理的な重さの間で差異がありませんが，黒色は 1.87 倍の違いをもって心理的に重く感じさせます．つまり，100g の重さの物を黒い風呂敷に包んで左手で持ち，右手には 187g の重さの同じ大きさ

のものを白い風呂敷で包み持つと，丁度良いバランスがとれているような錯覚を起こすということでしょう．実際の重さと心理的な重さと同じであるということは，白色だけ偽りがないとも言えます．

　身だしなみを整えることは，お迎えする患者さんに対する敬意の表れです．まずは医療スタッフとして，ご自身のお口の中を見直してはいかがでしょうか？　　　　　　　　　　　　　　　（YO）

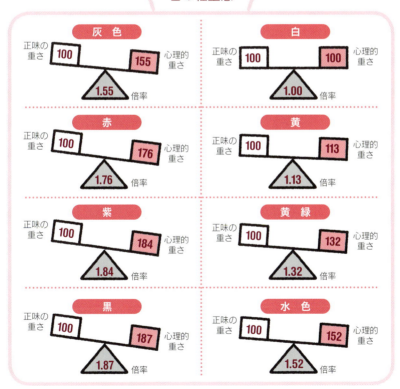

色の軽重感

ブライダル・ホールとの提携

　歯のホワイトニングは，もはや歯磨き同様に日常化しつつありますが，さらに裾野を広げるためには，まだいろいろと考える必要がありそうです．それには，「歯を白くしたい！」と切望，希望する人々が多く集まる場所，会場，企業への積極的なアプローチは有効です．たとえば，フィットネスクラブ，ヨガ教室などの健康志向で，大勢の人が集まるような施設への積極的なアプローチも一案でしょう．

　このような長期的なプログラムではなく，一時的なイベントに上手に関わっていく方法もあります．結婚式に出席するためネイルの手入れをする女性が多数いらっしゃいます．同時に，結婚式に出席するため，歯を白くしたいという方も多数おられるでしょう．ブライダル・ホールと提携するというアプローチも一考でしょう．

　アメリカでは，ちょっとカフェに入ってブレイクのような感覚で，歯科衛生士の指導の下に歯を白くするという光景も，少しずつ現実化してきています．ただし，一時的に歯を白くして他人から認められたとしても，メインテナンスをしなければ後戻りをしてしまいます．前回のホワイトニングの施術で満足を得た患者さんが満足しつづけるためには，後戻りをさせないように定期的に継続して来院してもらう必要があります．

　ホワイトニングの施術のあと，単純作業で色の確認をしてもらい，「色が後戻りしますので，定期的に来院してくださいね」で終えてしまっては，患者さんに「歯をまた白くするために来院したい」と

いう強い願望は生まれません．医療スタッフにとっては施術すれば結果が出ることが当たり前であっても，患者さん本人にとっては"自分が変わる"特別なことです．変化による喜びや感動をともにすることで，その後に生まれる願望だけでなく，患者さんとの信頼関係も深まります．

　この分野を得意とするのが，ブライダルに関係する仕事に従事する方々です．施術を終えたあとに医療スタッフが，さらに次に会うブライダル・ホールのスタッフによって，歯が白くなった喜びや感動を共有できるストーリーがあると，患者さんの記憶に深く刻まれることでしょう．

　大手企業でも企業間でコラボ企画をすることが増えています．歯科医院も地域の民間企業と連携して，他院との差別化を図ってはいかがでしょうか？　また，ホワイトニング目的での来院患者への定期検診のすすめも，大変意味のあることとなります．　　　　（YO）

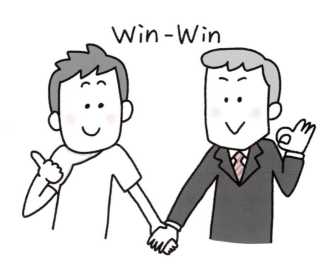

歯科医院で取り組む販売戦略

　オーラルケア商品を多数取り扱っている歯科医院は多くありますが，せっかく優良な商品を取り扱っているにもかかわらず，商品の売れる歯科医院と売れない歯科医院が存在しています．本来，患者さんへの訴求方法一つで，収益が大きく変わる商品販売ですが，上手に運用できていない歯科医院を多く見かけます．

　"売れる歯科医院"と"売れない歯科医院"の決定的な違いは，患者さん視点で必要な商品の情報が発信できているかどうかです．ここでいう必要な情報とは，

・患者さんが共感するようなお口の悩みを明記しているか？
・どういう人に，どういった目的で商品を使用してもらうのか？
・商品を使った結果，得られるものは何なのか？
・商品の特徴や他社商品との明確な違いは何なのか？
・使用方法や頻度によって，どれくらいの費用がかかるのか？
・十分にイメージのわく写真か？
・視覚的にインパクトはあるか？
・関心をもたせる陳列か？

　など，商品使用の必要性に納得してもらえる理由となる内容です．この理由がわかりやすく明記されていなければ，その商品が選ばれる確率は低くなります．

　人の行動にはさまざまな法則があるとされています．これらの法則を活用して，商品の販売で十分に効果を出している歯科医院があ

ります．たとえば，商品在庫を明記する際の「希少価値の法則」です．在庫が十分にある商品よりも，在庫の数が限られた商品のほうが，価値が高いと感じるものです．

また，商品価格を決定する際には，あえて「端数価格」で設定し，キリの良い価格に比べて価格差以上に安いイメージを印象づけることで，端数価格商品を手に取りやすくさせる法則があります．さらに，松竹梅方式で段階的価格設定をすると，おおよそ３：５：２の割合で中間層の通常価格商品を選んでしまうという，戦略的な価格設定もあります．

商品を手に取ってもらうための工夫も必要です．性別また年齢によって，視覚感覚的に判断基準が異なります．特に男性は機能性などを重視する理性が働くのに対して，女性は見た目や雰囲気などに感性が働きやすい性質があります．もし，購入を迷われている患者さんがいれば，ここに焦点をあてたワンプッシュをして差し上げると良いでしょう．

このように，ほんの少しの工夫で患者さんを振り向かせる解決策となります．結果は実践した歯科医院だけが得られるものです．今までに商品販売に力を入れず，ただ陳列しているだけになっているのであれば，積極的に売れる歯科医院づくりに取り組んでみてはいかがでしょうか？　　　　　　　　　　　　　　　　　　　(HY)

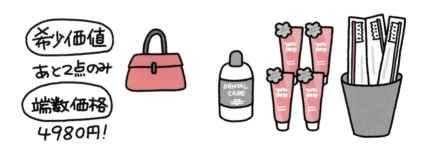

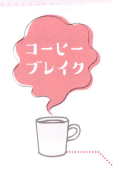

日本文の特異性

まず,下に示した文の一部をご覧ください.何に気づかれますか?
もちろん文章のごく一部ですので,内容についてではありません.

代後半から始まる歯科CAD/CAM技術の発展によるものである.また,人々の審美的要求も,この流れに拍車をかけることとなった.
　私自身のオールセラミッククラウンとの出会いは,1989年に米国インディアナ大学補綴科大学院に留学したときであった.大学院での臨床実習が始まる前のトレーニング実習として,ポーセレンジャケットクラウン,Dicorクラウン,ルネサンスクラウンなどの製作が課題として与えられ,ゴールドスタンダードである鋳造による金合金のクラウンとの比較も経験させられた.このようなトレーニングの後,臨床ではポーセレンジャケットクラウンの箔の圧接を応用した陶材焼付冠のカラーレスクラウンや,耐火模型上で製作を行うラミネートベニアクラウン,さらにIn-Ceramクラウンの手作業による製作など,患者への装着と技工にあけくれたものであった.当時すでに大学院生の間では卒業論文のテーマとして,Dicorクラウンの強度,Procoraクラ

(岡村光信ほか編著.オールセラミック修復 成功するためのストラテジー 基礎と臨床応用.医歯薬出版,2014)

この短いサンプルのなかに，すでに①ひらがな文字，②カタカナ文字，③漢字，④英字，⑤数字を見ることができます．これ以外に日本で作られた，たとえば峠，畑，働，腺，辻などの⑥国字も，他の文章を探せばあります．⑦ローマ字も自由に文章のなかでは使われるわけです．書籍を手にし，パラパラとページをめくれば，多くて7つの異なる文字を見つけることができます．ひらがなは情感を，漢字は情報を与えるとも言われています．
　このように，われわれが日常的に目にする日本語文章には，異なる文字表現形態が巧みに入り混じって，情報や知識を他人に伝達したり，記録として残しているのです．世界に200近くの国があり，約130の言語が話され，書かれていると聞きますが，そのなかで日本語だけが多言語体系を自在に操って，しかも平気でそれをこなしている民族なのです．素晴らしいではないですか！　このような希少価値のある日本語を，もっと大切にいたしましょう！　　　（YO）

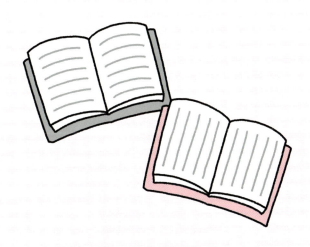

クレーマーの特徴

　社会事情の影響もあり，歯科医院には個性あふれる患者さんも来院されます．お任せタイプ，比較的デンタルIQの高いタイプ，恐怖感の裏返しでモンスター化したタイプ，あるいは納得いくまで歯科医院を転々とさまよう慎重派歯科難民タイプなど，本当にさまざまです．

　このように多岐にわたる患者さんへ応対する医療スタッフの苦労は，はかり知ることができません．7万件近くある歯科医院の一つに理不尽な理由でクレームをつけて嫌われたとしても，他の歯科医院に乗り換えれば，患者さんは気まずい思いをすることはありません．そのため，「不快」と感じれば言いたいことを言って，できることなら得をしたいといった悪質なクレーマーまで，一般社会でも増えています．

　クレームの原因のすべてが歯科医院側にあるとはかぎりません．「クレーム」は患者さんからの具体的な発言や行動であるのに対し，「患者不満足」は患者さんが満足していない状態そのものをいいます．ですから，不満足と評価した患者さんのなかで，一部の患者さんがクレームなどの具体的発言・行動を起こし，その他の患者さんは不満足と感じながらも暗黙のまま通院し続けるか，中断患者となるか，他の歯科医院に乗り換えているのが現状です．

　歯科医院にとって危惧すべき問題は，この"黙って去る"患者さんであり，それを食い止めるためにも「クレーマー」に関する情報

をできるかぎり収集しておく必要があります．まず，クレーマーとなる人の傾向としては，何らかの問題を抱えていて，心にゆとりのない状態であることが多いということです．その理由はそれぞれ異なり，過去のネガティブな経験が深い傷となっている人もいれば，日常生活が思い通りにいっていない人，さらにいくつかの不快体験が複合的に絡まり合っている場合も決して少なくありません．特に強い被害感情をもっていることが多く，他者に対して攻撃的になることで自分を守ろうと防衛体制をつくります．特徴として，「頑固」「自己中心的」「キレやすい」「腹黒い」「せっかち」「潔癖」「自意識過剰」「几帳面」「見下す」などの行動が見受けられる傾向があります．何となく"聞いたことがある"レベルでも，応対時に危機管理の思考が無意識に働くものです．

　実際に悪質なクレームを言ってくる患者さんは，数％にも満たない程度です．ほとんどの場合，医療スタッフの応対の悪さが患者さんを不愉快な気持ちにさせ，クレームを引き起こしているのが現状です．これらの問題は，患者さんの心理に配慮した応対で十分に防ぐことができる倫理的な問題です．また，クレームを受けた際の誠意ある対応は，患者さんとより良好な人間関係を築くチャンスにもなります．

　考え方を変えれば，わざわざ自院を選んで通ってくださる患者さんを，残念な理由で失ってはいけません．患者さん一人を失うということは，財産を一つ失うことと同じです．

（HY）

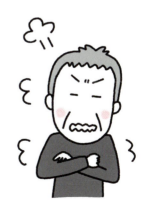

クレーマーに対する上手な応対法

　誰でもしたくはないものの，不幸にして誰にでも起きてしまうのが失敗です．われわれは患者さんの不平不満を受け入れ，次の6項目の手順に従ってプラス思考化し，ビジネス上で発生するクレーマー対策に役立たせることもできます．

　これは，90ページで述べるアスペンのメンバーの歯科医師だけに配られる資料から，特別に許可を得て掲載する内容です．

ステップ1：迅速な対応

　すでに述べた「口コミの怖さ」です．大部分の患者さんは十分熟慮したり，時間を見て文句を言ってきません．そのかわり彼らは，問題をさまざまな人々とシェアしてしまいます．ましてや，SNS手段が氾濫している現在ではなおさらで，迅速に対応せずに後手に回ったら要注意です．

ステップ2：よく聞いて，学ぶこと

　文句を言ってきた患者さんに，言葉を差し挟まないで，じっくり話をさせることです．彼らの話が終わるまで，言い訳やら，答えなどを言い出さずに，じっくり患者さんの不満，不平に耳を傾け，理解を示します．同時にメモを取り，こちらからの質問も記録しておいて，問題点を一般化した形で，発生した事実にだけ対処する態度をとることです．

ステップ3：詫びる

　患者さんの不平不満に対して賛同したり，同情したりせず，「今回のことで，どんなにかあなたの気分を害したか，私どももよく理解できます」など，患者さんの不満な気持ちを理解していることを伝えます．防御的，弁護的な響きの応対は避け，心を開いて，友好的な雰囲気は絶対に崩さないことです．患者さんに，「わざわざ問題をお知らせいただいて，感謝いたしております」と言える心のゆとりをもつことが大切です．

テップ4：冷静さを保つ

　誰しも怒りやイライラから解放される変化を望んでいることをお忘れなく．したがって，同じイライラを侮辱や無礼として患者さんに同じように返さないことです．

ステップ5：決断は正しく

　なぜこの問題が発生したかを知ることはあまり重要でなく，どのように問題を解決するのかに，患者さんは興味をもっています．患者さんが期待する賠償（払い戻し，交換，割引など）で合意したら，これをすみやかに実行することです．

ステップ6：フォローアップ

　ある一定期間をおいても患者さんから何も連絡がなかった場合は，「あの解決策でご満足いただいておりますか？　気になりましたので，連絡させていただきました」といったフォローアップをしておくことです．アメリカのような訴訟社会化しつつある日本ですから，こじらせると問題が大きくなりかねません．　　　　　（YO）

患者さんを「叱る」？

　「怒る」と「叱る」とでは意味が大きく異なります．「怒る」は，感情が前面に出てしまい，相手に出口を与えないし，自分に自信がない裏返しでもあります．反面，「叱る」は相手を思いやる理性が働き「諭す」ことです．言い換えれば，「自分のために怒る．相手のために叱る」ということです．もし患者さんを心底から思いやっている自信があり，仮に患者さんが間違ったことをしていたとしたら，「愛情」をもって叱ることができるはずです．

　アメリカには，「お客様は神様です」なんて考えは毛頭ありません．買い物をして，お釣りをもらって「ありがとう」を言うのはこちら客のほうです．「何か少しおかしいんじゃない？」と思うことは多々ありますが…．したがって，アメリカでは「患者さんは神様」と思う医療スタッフはいません．セカンド・オピニオン，あるいはサード・オピニオンを求めて患者さんたちは歯科医院の間を動いています．そのような患者さんの心をつかむには，やさしい迎合だけでは効果がありません．「叱ることができる」心のゆとりをもって接することが必要なのです．この点が，日米間で，医療スタッフが患者さんを扱うアプローチに大きな差異を認める点です．

　「医療スタッフが好ましくないと思う患者層とは？」となると，① 予約を守らないドタキャン患者，② 歯磨きをしないで来院する患者，③ 自分で勝手にデンチャーを削る患者，④ 自身で診断してしまう患者，⑤ 悪くなればまた治してもらおうと自分の歯を大切

にしない患者，⑥急患扱いで実際にみるとそうでもない患者などがあげられています．それぞれ患者さん側にも言い分があるとはいえ，「叱り」たい内容でもあります．

たしかに，「医療者中心」の医療から，「患者さん中心」もしくは「患者さんと医療者がともに中心」の医療へと，時代とともに考え方も変化しています．これは，患者さんの気持ちや本音の訴えに耳を傾け，積極的に信頼関係を構築することを目的とした取り組みによる効果でもあります．このように信頼関係を築く仕組みが浸透し始めている現代だからこそ，医療に携わるプロとして伝えるべきことは伝え，理解してもらうために普段の口調より強めに「叱る」こともできるのです．

ただし，いきなり叱ったり説教をすれば苦手意識をもたれ，苦手な人の言うことは無意識のうちに拒絶するようになりますので，「信頼関係の構築」は大前提です． (YO)

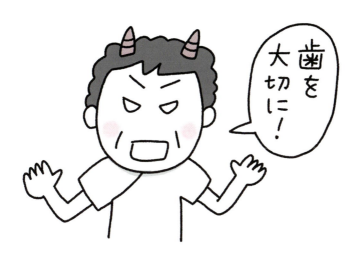

優秀な歯科衛生士との強い絆

　少し古いですが，2010年の新聞情報によると，アメリカで人気のある職種のトップ・テンのうち，第4位に歯科衛生士があげられています．日本でも，2016年の日本FP協会が女子児童(小学生) 1,914名に行った調査では，歯科衛生士が74位になっています．このように，歯科医院内での歯科衛生士の存在感や重要性が，最近ますます注目されてきています．

　歯科衛生士は歯科医院内で歯科医師と患者さんの間に位置し，良質なコミュニケーション能力が求められます．双方からの情報とは，歯科医師が決定した治療計画の患者さんへの説明と，患者さんの主訴など治療に必要な情報の歯科医師への報告を含むので，重要です．

　実はアメリカでも，ビジネスの上手な歯科医師は，優秀な歯科衛生士をオフィス内に雇用してスタッフの一員としているか，歯科衛生士だけのオフィスと強い絆をもっていて，患者さんの紹介を常時確保できている体制を築いています．一般には個人の歯科医院に1～2人の歯科衛生士がいますが，最近のアメリカの傾向として，歯科衛生士だけが数人（通常，少なくとも5～6名）集まって会社組織をつくるケースもあります．そして歯科医院も従来のパターンから脱皮して，歯科衛生士をこの会社から派遣依頼するように変貌しつつあります．このような歯科衛生士だけの会社は，統合歯科医院のビルのなかにあるのが普通です．統合歯科医院とは，補綴歯科医，矯正歯科医，歯周病専門医，あるいは歯内治療医などの各種

専門医が統合して経営する歯科医院のことです．

　スタッフとして雇用している従来型の医院でも，優れた歯科衛生士と出会えば，長く勤めてほしいので，各種セミナーへの参加を経済的に援助します．優れた歯科衛生士とは，高いコミニュケーション・スキル，良い技術はもとより，歯周病や全身的疾患との関連性の知識も備えていること，常に向上心をもち医療に貢献していこうという前向きな姿勢をもつ人です．このように歯科衛生士に恵まれた歯科医院では，安心して診療を続けられるという仕組みが確立してきています．

　時代とともに，医療のあり方も変化しています．そのなかで，どのような人材が歯科医院で必要とされ，存在自体が財産となるのかも変化しています．歯科衛生士についても，必要な知識や技術によるものだけではなく，現在は医療に対する姿勢も大きく関与しているといえます．　　　　　　　　　　　　　　　　　　　　（YO）

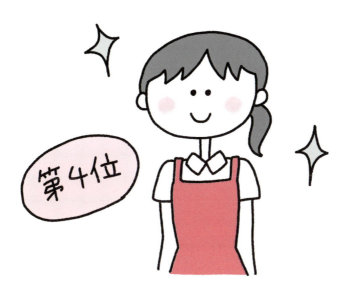

日米間での患者対応の違い

　医療スタッフによる患者さん対応の差異の根底には，日米間での思考の違いがあります．日本人は内包型思考であり，与えられた範囲内で処理しようと努力する態度をとりますが，アメリカ人は外方拡大型思考であり，与えられた範囲での許容能力に限界を感じ，自分の能力を外界と上手につなぐような態度をとるのだと思います．

　実際の症例ですが，日本に一時帰国中の高齢の女性が，突風により倒されて歩道に後頭部を強打し，最寄りの救急病院に搬送されました．検査の結果，硬脳膜下出血の危険があり，耳鼻咽喉科での検査結果で，耳石移動による眩暈と診断されましたが，快方に向かわないままアメリカに戻りました．アメリカでの再検査の結果は，硬脳膜下出血のおそれはなく，良性発作性頭位眩暈症（BPPV）と診断され，ただちに物理療法の施術を受け，快方に向かいました．日米それぞれで同じ分野の専門医の診療を受け，大きな差異を体感したそうです．

　患者さんへの対応では，日本では① 比較的長期間「患者さん」として扱う，② 患者さんが聞きたいことを聞きにくくする雰囲気があることを特徴として感じたそうです．そして患者さんへの言葉遣いでは，特に高齢者に対して弱者として扱う気持ちがあるためか，幼児語になってしまうこともあります．

　一方，アメリカでは，① 患者さん自身の治す力を最大限に引き出す環境づくりをする，② 医療者は自分のやるべきことは最大限

やれば，後は患者さん自身の努力に期待することが特徴です．言葉遣いでは，愛はあっても甘えはない印象を受けます．つまり，医療に携わるプロとして，患者さんに十分な施術を行った後は，患者さん自身の気持ちや姿勢に多く依存するというのが基本的な考え方のようです．

　患者さんが質問しやすい雰囲気をつくるのは，医療スタッフの権威や威厳を損なうことではありません．むしろ，良いコミュニケーションの場ができ，病状の回復に役立つことでしょう．それ以上に，この良好なコミュニケーションを通じて，医療スタッフ側も患者さんから多くのことが学び取れるはずです．ましてや，自分より高齢の（つまり自分が経験してない年齢の）患者さんからの質問というのは，大変重要な情報源でもあるはずです．アメリカの患者さんへの対応から学ぶことも多いのではないでしょうか．　　　　（YO）

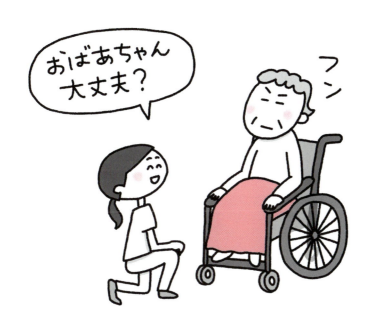

有病歯科患者への対応

　全身疾患をもつ患者さんが歯科治療を受ける際には，二次的に生じる全身的トラブルに対し，何らかの配慮が必要となります．特に高齢社会では，予測や想定していなかったことが起きるようになるため，有病患者への注意が必要です．さらに糖尿病や高血圧症のように，診断基準がより厳しく改定されたことによって，これまで健常者とされていた人が有病者と診断される場合も増えています．

　いまや糖尿病と歯周病との関連性は広く認められており，医科と歯科の連携治療が進んでいます．また，「お薬手帳」の有効使用で，薬の相互作用による口腔への影響も把握しやすくなっています．歯科治療に来院された患者さんの全身疾患を正確に把握するには，面談あるいは記入形式で，心臓血管，血液系，神経と感覚器官，胃腸消化器官，呼吸器，皮膚，皮膚粘膜，筋骨格，内分泌系，尿路系，薬物使用（酒，たばこ等），治療にあたりX線使用歴，あるいは，アレルギー問題，等の項目を問う必要があります．アメリカでは，これらの項目をROS（Review of Systems）として一覧にしており，容易にダウンロードできますので，日本でも参考にして歯科医院ごとに合った問診内容を作成するのも一案でしょう．

　歯科治療は，有病者の方に対するQOLの向上に役立ちます．また，歯科疾患と全身疾患との関連（誤嚥性肺炎，心内膜炎，糖尿病など）が解明されつつあり，また咬合と全身との関係も指摘されつつある現状では，歯科治療への患者さんのニーズも高まってきています．

さらに，有病者は健常者と比較して口腔内環境が悪いことが多く，口腔衛生管理がより重要となります．
　一番大切なことは，かかりつけの医師との情報の交換によって，全身疾患の内容や重症度，現在服用している薬などをきちんと把握することです．さらに得た情報から，全身の健康管理につながる歯科保健指導が的確にできるかどうかも重要です．そのために必要な知識の取得は欠かせず，その作業が特にこれからの歯科衛生士には求められます． (YO)

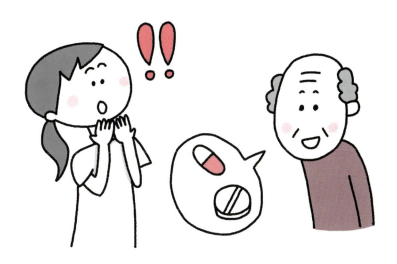

QOL と QOD

　どれだけ人間らしい生活や自分らしい生活を送り，人生に幸福を見出しているかを，質的にとらえる考え方があり，医療や福祉の分野で重視されています．いわゆるQOL（quality of life もしくは quality of living）といい，心身ともに健康で生き生きと毎日の生活を過ごしていける状態を「QOLが高い」などと表現されます．

　最近，アメリカの研究チームにより，生命科学的に割り出して人間の寿命は125歳が限界だとする論文が出されました．ただし，身体の機能を総合的に評価すれば，30歳代半ばで下降線に入り，個人差はあるとしても，緩やかにしかも確実に終焉に向かうわけです．人の生命は有限なもので，誰しも必ず"死"を迎えます．この"死"が遠い時期は，QOLを問うことに意味はあります．しかし，"死"を考える時期や状態に近くなれば，はたしてQOLがどれだけの意味をもつのでしょうか？

　ACP（advanced care planning）というものが注目されています．ACPは患者さん本人や家族が医療者と相談しながら価値観などを共有し，そのうえで治療計画を共同で作成するという考え方です．そして，命あってこその"人生"にクオリティがあるように，"死"にもクオリティが存在します．このような背景で生まれたのが，QOD（quality of death もしくは quality of dying）です．少産少死時代から少産多死時代へと移行している現在，高齢者のためのQOLともいえます．

イギリスの経済紙「エコノミスト」の調査機関が，2015年に全世界のQODを調査しています．QODが高い国には，① 保健医療サービスに対する公的支出の高さ，② 医療従事者に対する専門的緩和ケアトレーニング，③ 利用者の財政的負担の軽減，④ オピオイド（モルヒネ系）鎮痛剤の幅広い使用，⑤ 終末期や緩和ケアに対する国民の意識の高さ，を挙げています．これはあくまで医学的な見地から分析したものであり，本来QODは文化・習俗・宗教など，もう少し広義で語られるものです．

　死の迎え方は多岐にわたりますし，現在は患者さんを中心に置いた医療に転換し，無用な延命治療を拒否する人も増えてきました．"死"を含めてその人の人生であり，人生の質を高めることは，死の質を高めることにつながるはずです． (YO)

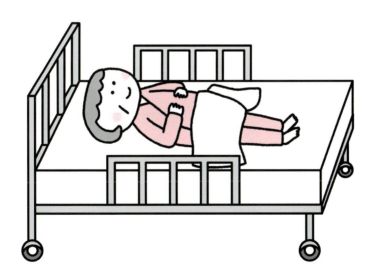

全身的治療が必要な理由

　近代西洋医学では，「人間を診るな」「病を診よ」が最重要視されてきたため，「手術は成功したが，患者は死んだ」などという冗談もいわれてきました．現在は人間単位で疾病と向き合うのが当たり前になってきています．

　そのようななか，当然のこととして歯科と医科の連携が注目されていながら，なかなかスムーズに実現できていないのが現状のようです．近代医学が日本に導入されて以来，医科と歯科は，互いに気にはしているものの，なかなかその間の距離を近づけないでいました．しかしながら，歯科においては高齢化なども原因となって全身疾患をもつ患者さんが増加し，もはや歯科のみでは治療することが不可能になってきました．

　専門の異なる歯科医師同士における患者さんの相互紹介は普通に行われていても，歯科医師と医師との間での紹介はまれです．しかし最近は，全身疾患をもつ患者さんが増加しており，厚生労働省も歯科と医科の患者さんの相互紹介に保険の点数を付与するなど，徐々に歩み寄る必要が出てきています．

　近年，大学病院などの総合的な医療機関が中心となって医療の向上を目指しています．そして，歯科は白血病などの全身疾患の早期発見や誤嚥性肺炎を予防する目的でも大きな役割を果たし，さらに口腔内細菌と糖尿病・虚血性疾患などの全身疾患との関係が解明されつつあります．

一方，個人経営の歯科医院となると少し事情が異なります．歯科は，これまで外来中心でしたが，通院できない患者さんも増え，在宅医療や高齢者施設への入所など，訪問歯科診療のニーズが高まってきました．齲蝕の洪水の時代が終わり，歯科が実施するのは「口腔ケア」と呼ばれる口腔内の維持管理へと変化しています．さらに，がん治療に伴う周術期の歯科治療や口腔ケアは，さらなる歯科の可能性も示しています．そこでの医科歯科の連携は，薬の使用量や入院日数の削減，さらには医療費の抑制にもつながっていきます．

　歯科教育に基礎的な医学教育を含めるのはもちろんですが，卒業後も医師との強い協力関係が求められることは当然です．大きな医療のなかの歯科医療としてとらえ，歯科治療に必要な全身的内科疾患やその対応まで学ぶべきでしょう．　　　　　　　　　（YO）

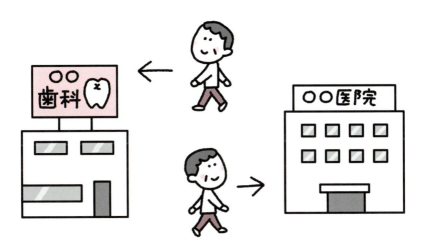

口腔と全身の関係

　人間の口は消化器系統の入口というだけでなく，口腔自体が一つの臓器です．この口腔と全身の関係を見ていくと，齲蝕や歯周病を放置すると，口から離れた他の臓器に感染を起こすことがあり，これを歯性病巣感染と言います．慢性炎症（一次病巣）の毒素や細菌により，遠く離れた臓器に二次的に病気を起こすのです．ほかにも歯の炎症が原因となって，全身的な感染症になってしまう場合があります．一つは敗血症で，これは歯や口の感染病巣から菌が血管内に入り，離れた心臓・脳・肝臓に転移性に化膿巣を形成します．もう一つは感染性心内膜炎です．抜歯や歯石除去により血管内に菌が入ることで起こりますが，これは健康な人では一過性であまり起こりません．

　人体は，少ない栄養（血糖）を上手く利用する仕組みは備えていますが，多すぎる栄養を捨てるメカニズムはもっていません．ところが，飽食の時代を迎え，人々が摂取する栄養の量は増大しました．そのような状況で増加したのが糖尿病です．歯周病は以前から糖尿病の合併症の一つと言われてきましたが，さらに最近，歯周病になると糖尿病の症状が悪化するという逆の関係も明らかになってきました．

　最後に，口腔内で歯と同じように大切なのが舌です．疾病の原因ともなる口呼吸から鼻呼吸へと移行させる方法として，「あいうべ」体操が注目を集めています．これによりさまざまな全身疾患が改善

されるといわれており，特に「べ」と舌を突きだす動きが大切とされています．舌も骨格筋の一つですから，舌の力と全身の筋力が関係していることは明らかですし，もちろん舌の力を維持できれば咀嚼力も維持できるわけです．咀嚼力が落ちると他人と一緒に食事を楽しめなくなり，社会性にも影響を与えます．

　歯科医師や歯科衛生士は口腔内の変化をみるプロです．半年に一度は歯科医院を受診し，生活習慣も含め口腔内のケアを受けるように，患者さんを教育することが急務です．「今後は，生活習慣をどう変えたらよいですか」などの質問に，全身の健康面も含めて適切に助言してくれる歯科医院が重宝されます．　　　　　　（YO）

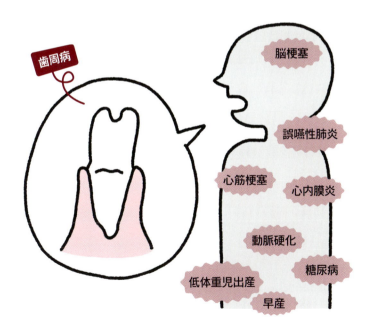

おつりを新札に

　これは，日本発信のメッセージの逆輸入です．というのも，アメリカ社会はあまり現金をもたずに生活できる社会というか，むしろ現金を扱う人をあまり信用しない社会でもあるからです．

　歯科医院の受付にかぎらず，あらゆる金銭授受を伴う商売で，現金払いのときの「おつり銭」の話です．何とか時間をつくって歯科医院を訪れた患者さんへの，いたわりと感謝の気持ちに関する問題です．患者さんはぐちゃぐちゃな紙幣がおつりとして手に乗せられたら，どう感じるでしょうか？

　たとえその瞬間は患者さんが受け入れても，別の場所で全く逆の例を経験したら，そのときから歯科医院全体の印象は変わってしまいます．診療後の支払いで受け取るつり銭が，いつも新札あるいは新札同様にきれいであったら，その日の残りの時間を患者さんがどんなに気分良く過ごせることでしょうか！　患者さんへのケアは，患者さんが歯科医院の玄関を出るまで，いやその後まで続きます．

　プロである歯科医師や歯科衛生士の施術に対して患者さんから支払われることは当然ですが，さらに「感謝」の気持ちを伝えるために，アメリカ人はいたって素直に気持ちを表現し，行動で表します．たとえば，今朝焼いたクッキーをわざわざもってくる患者さんもいます．やはり，「ありがとう」という言葉だけでは，十分に感謝の気持ちが伝わらないのでは…と思うからでしょうか？　これが人と人のつながりであり，患者さんを自然にそういった気持ちにさせる

歯科医院の雰囲気なのだと思います．腕も良く，治療費も普通で，何も問題がなくとも，患者さんから感謝の気持ちを出してもらえない場合，何か歯科医院側に問題があるはずです．

　明日からでも患者さんのために，新札同様なつり銭を用意しましょう．じわじわと，患者さんの態度が変わってきますよ！　何か大切にされているという感じがこみあげてきます．

　細かい事のようですし，それなりの手間がかかりますが，その効果も大きなものとなって必ず返ってきます．　　　　　　　（YO）

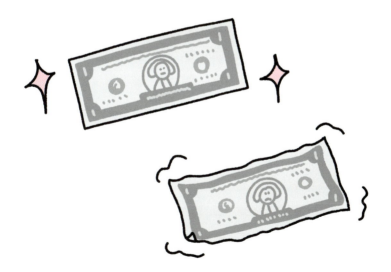

ファミリー・デンティスト

　アメリカではファミリー・ドクターという言葉がありますが，一家揃って1人の医師にお世話になるという家族代々の文化です．多くの人がいわゆるかかりつけの主治医をもっており，たとえば耳や目などの治療を受ける場合には，必ず「あなたの主治医は誰ですか？」と聞かれます．遺伝の関係で，家族によって疾患に特徴がある場合も出るでしょう．そのようなとき，家族のほぼ全員を診察している1人の先生がいれば，何かと便利でもあり，安心でもあります．

　同様に，ファミリー・デンティストは患者さんのことを一番近くで一番長く診ているかかりつけの歯科医師と言えると思います．その患者さんの体質，生活スタイル，治療歴を誰よりも理解しているので，その患者さんに最適な治療方法を提案することができる体制となってます．家族ぐるみで同じ歯科医院にお世話になるというところが，患者さんにとっての安心感を与えるところなのでしょう．ファミリー・デンティストはごく一般の歯科医師であり，難しい症例となると，しかるべき専門医を紹介します．アメリカは日本に比べ，明確に区分された専門医制が定着しています．

　このファミリー・デンティストに求められる用件として，accessibility（近い），comprehensiveness（総合的に），coordination（他職種と協力しあって），continuity（長期間・継続して），accountability（受診者にとって質のよい）の5つの事項があげられています．つまり，ファミリー・デンティストだから

こそできる治療内容として，口腔の健康管理をサポート，細かいところまで行き届いたケア，気軽に相談できる，長期・総合的に最適な診療，専門医とのスムーズな連携，そして総合的な解決策等があげられます．

　実際に家族で同じ歯科医院へ通院することで，① 歯科医師や歯科衛生士が家族の構成や状況，生活習慣を把握しやすくなり，より良好な治療法や予防歯科が行える，② 親が定期的に歯科医院へ通っていることを日常的に見せることによって，子どもも歯科医院へ行くことが習慣となり，予防の意識が高まる，③ 高齢化に伴い，万が一家族が要介護になっても，生活環境や習慣など把握している情報が多くあるため，家族のスタイルに合った口腔ケアをアドバイスできるなど，患者さんにとってのメリットはたくさんあります．

　これらのメリットを患者さんへ説明できれば，地域密着型の歯科医院として，強みや財産になっていくでしょう．　　　　　　（YO）

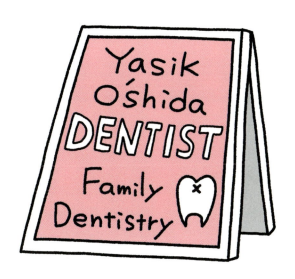

アスペン化傾向

　アメリカでは，今世紀に入って急速に歯科医院の組織化が進んできている傾向があります．その一つであるADMI（Aspen Dental Management Inc）社の本社は，ニューヨーク州シラキュース市にあります．2008年までに全米28州（2015年で33州に拡大）で180のアスペンの歯科医院を開設し，2009年にはさらに450（2015年で550）の歯科医院を開設しました．これらの加入歯科医院で扱う患者数は，1日に15,000〜20,000人とされています．

　この組織に入ると"Aspen Dental Clinic"という看板で全国的に統一され，いくつかの特典があります．①対象とする患者さんの歯科保険の有無にかかわらず診療できる，②治療ミスに対する歯科医師のための保険が充実している，③事故などの理由で歯科医師自身が治療できない場合の生活保障，あるいは④退職金の積み立てプランなどがあります．本社では，毎月1週間をアスペンメンバーの歯科医師対象にDOP（Doctor Orientation Program）経営セミナーを無料で開催しています．また，それぞれのアスペン歯科診療所にはオン・サイトのラボが設置されていますが，もし技術的に困難なケースが発生した場合は，すべて本社のメイン・ラボで処理することが可能となっています．

　2013年の1年間，1.5億人のアメリカ人が歯科医院に行かなかったというデータがあります．主な理由は，コスト，保険，そしてやはりぬぐい切れない恐怖（たとえ非現実的であっても，これが事実

です)を挙げており,これにいち早く対応したのがアスペンでした.アメリカのこのような人々へのデンタル・ケアで手を差し伸べようと,"Healthy Mouth Movement"を2014年に立ち上げ,結果として,全米の歯科治療の30～40％にアスペン加入歯科医院が携わったというデータがあります.このように,ほかにもアスペンはいろいろな活動を展開していますが,定期的に歯科医院に通うデンタル・ルーチンのない人々への地道なアプローチが成果をあげているのです. (YO)

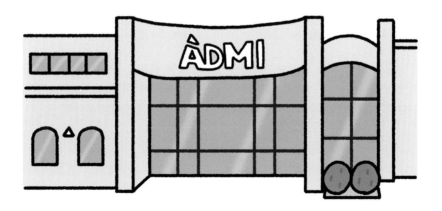

観光立国を意識した歯科医院

　医療機関に来る外国人患者として，観光などで来日した一時的な来訪者と，長期滞在の外国人が考えられます．

　そのうち，観光で来日した外国人に目を向けてみましょう．2016年の訪日外国人は，2,400万人を超えました．政府は観光施策を強化し，東京五輪・パラリンピックが開催される2020年には，4,000万人までの拡大を目指しています．そして観光庁は訪日外国人の4％が何らかの疾病になると推計しており，医療機関による対応は緊急性の事案です．そしてこのような緊急性を要するものの一つに，歯科治療があります．

　ここで問題となる点がいくつか出てきます．観光庁が2013年度に実施した調査では，訪日外国人の約3割が旅行保険に未加入だったそうです．さらに危惧される問題は，外国人患者の急増により，地域医療が機能しなくなる懸念も出てきます．

　それ以上の問題が，正確なコミュニケーションです．文化の差，言語の差，宗教の差，価値観の差などで，理解の行き違いが発生することは，想定しておかなければなりません．医師が十分に説明したつもりなのに理解されず，「説明されていない」などと水掛け論になる可能性があるため，訪日外国人には丁寧なインフォームド・コンセントが必要になります．

　外国からの観光客が自国語が通じる医療スタッフを探すのは，大変困難なことです．しかしながら，外国語会話に少し自信のある医

療スタッフが手をあげるのは，容易なことです．そこで，ホテル近傍の英語で対応可能な歯科医院をホテルにまとめて登録しておくことで，緊急性に対応できるのではないでしょうか．英語がすべての外国語をカバーするとは思ってはいませんが，カタコト英語まで含めると，やはり英語が他の言語を圧倒します．これは，ホテルのサービスにもつながります．

　「おもてなし」精神のみが観光立国の証のような雰囲気となっていることに，大きな危惧があります．日本はこれからの人口の自然減少で，今よりはこぢんまりとした国になってきます．そのときには，行き届いたシステムや技能などで，世界でも特異な国になっていると良いと思います．「おもてなし」は，まず自分に充足する気持ちがあって，はじめて他人に示せるやさしさではないでしょうか？
(YO)

日本語	英語
シクシク痛い	gripping pain
ズキズキ痛い	throbbing pain
キリキリ痛い	piercing pain
ガンガン痛い	pounding headache
ジンジン痛い	tingling pain
ヒリヒリ痛い	burning pain; searing pain
チクチク痛い	needle-like pain
ズキンズキン痛い	pulsating pain
つきぬけるような痛み	shooting pain
刺すような痛み	stabbing pain
鋭い痛み	sharp pain
鈍い痛み	dull pain
急性の痛み	acute pain
慢性の痛み	chronic pain

臨床証拠を基礎とした歯科診療のススメ

　エビデンスを基礎とした歯学（EBD：Evidence-Based Dentistry）という言葉を聞いたことがある方も，多いと思います．患者さんの治療に必要なある決定を下すときに，最新にして最良のエビデンスを良心的に，明白に，しかも思慮深く利用することを最終目標として，定めたものです．

　ADAのEBDセンターでは，歯科医の専門的知識，科学的エビデンス，そして患者さんのニーズと優先案の3つの輪が重なった場面を，EBDが活躍できる場面としています．一般的には，① 歯科医師が患者さんに，より良い治療ができるために，臨床的に関連する事項の問いかけ，② 臨床的に問われた問題解決の助けとなるすべてのエビデンスの系統的な学習，そして③ エビデンスを基礎とした結論の臨床応用の三本柱からなってます．ここで言うエビデンス（情報）には2種類あり，決定的なエビデンス（例：禁忌事項）と不確定なエビデンス（例：歯科アマルガム中の水銀問題）です．ところで，ここで注意すべき問題があります．エビデンスには信頼できるレベルがあるのですが，残念ながら最も信頼性の高いエビデンスレベルの論文数が非常に少なく，最も信頼性に乏しいエビデンスレベルの発表論文数が一番多い点です．

　現在の医療では，かなりの部分は明確なエビデンスがないままに行われているのが現状ですが，もしエビデンスに基づいていたとしても，そのエビデンス自体が実はかなり信頼性の低い内容といえま

す．それでも情報は情報ですから，知識としてインプットされていないものであれば，やはり一見，一読すべきです．そして，このEBD活動で得られた役立つ情報は，すぐにでも診療所内のスタッフ全員と共有できます．また，出産や育児で一時的に職場を離れている歯科衛生士に，電子メールなどで情報を発信して，知識をアップ・デートして復帰後に備えてもらうのも，一考かと思います．

　最後に，歯科衛生士にとって役に立つ論文を紹介しましょう．フランツベ - ハーレイらによりますと，5つのステップがうまく循環することにより，EBDの効果が得られるということです．まず，① 臨床に役立つ質問を書き出し，② できるだけ多くエビデンス，知識，情報を取得し，③ 集めたエビデンスの信頼性，信憑性を評価し（この行程を繰り返すうちに，だんだんと効率よく信頼性の高いエビデンスが集められるようになる），④ 患者のニーズに基づいて方針を選択し，実際に行い，⑤ 得られた臨床結果の総合的な評価（コスト効果，患者満足度なども含む）をします．そして，このサークルで培った知識が，次の症例に対して，より良い質問につながり，より良いEBDのサークルを歩めるという内容です．　　（YO）

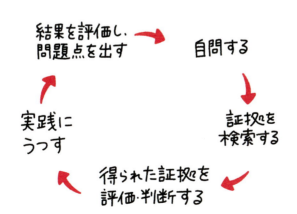

参考文献

01 A.H. マズロー著，小口忠彦訳．人間性の心理学－モチベーションとパーソナリティ．産業能率大学出版部，1987．
渋谷昌三．面白いほどよくわかる！ 心理学の本．西東社，2009．
植木理恵．ビジュアル図解 心理学．中経出版，2013．

02 Skott C. Caring narratives and the strategy of presence: narrative communication in nursing practice and research. Nurs Sci Q. 2001; 14（3）: 249-254.
Holt VP, McHugh K. Factors influencing patient loyalty to dentist and dental practice. Br Dent J. 1997; 183（10）: 365-370.
O'Shea RM, et al. Why patients change dentists: practitioners' views. J Am Dent Assoc. 1986; 112（6）: 851-854.
深井穫博．「コンプライアンス」の意味を考える．歯科衛生士．2002；26：11-17．
深井穫博．患者満足度研究の意義．ザ・クインテッセンス．2003；22（5）：36-45．
大高光貴．患者不満足度に影響を与える医療施設特性の探索と評価．生物統計学/疫学・予防保健学抄録．2015（http://www.epistat.m.u-tokyo.ac.jp/admin/wp-content/uploads/2015/01/20150107otaka.pdf）．
Donabedian A. Evaluating the quality of medical care. 1966. Milbank Q. 2005; 83（4）: 691-729.
嶋口充輝．顧客満足型マーケティングの構図．有斐閣，1994．
増山絵里．患者満足の構成要素の究明－表層サービスによる満足形成の是非．中央大学商学部卒論，2009（http://c-faculty.chuo-u.ac.jp/~tomokazu/zemi/works/3_masuyama.pdf）．
Taylor SA. Distinguishing service quality from patient satisfaction in developing health care marketing strategies. Hosp Health Serv Adm. 1994; 39（2）: 221-236.
余田拓郎．患者による医療機関の評価メカニズム：事前期待に基づく患者満足の分析と考察．オイコノミカ．2000；37（3/4）：41-54．
水野凌太郎ほか．患者満足度データの知識化による医療機関のサービスサイエンスに関する研究．鳴門教育大学情報教育ジャーナル．2015；12：45-50．
徳永 誠ほか．待ち時間と満足度を組み合わせた外来患者調査．医療マネジメント会誌．2006；7（2）：324-328．
加藤多津子，上塚芳郎．電子カルテ導入の効果と問題点：外来待ち時間が短縮しない原因分析．東女医大誌．2010；80（1/2）：9-13．
濱田真理子．魅力 UP のスタッフ入門 歯科医療接遇．医学情報社，2014．

03 濱田真理子．魅力 UP のスタッフ入門 歯科医療接遇．医学情報社，2014．

04 渋谷昌三．面白いほどよくわかる！ 心理学の本．西東社，2009．
渋谷昌三．行動表情口グセで他人の心がわかる心理学用語事典．池田書店，2016．
植木理恵．ビジュアル図解 心理学．中経出版，2013．

05 岡田智雄．歯が原因ではない痛み（歯科恐怖症）．テーマパーク8020．日本歯科医師会（https://www.jda.or.jp/park/trouble/dentalanxiety.html）
太田信夫編．記憶の心理学と現代社会．有斐閣，2006．
箱田裕司ほか．認知心理学．有斐閣，2010．
小川芳男．改訂版　医療心理学．北樹出版，2010．
鈴木伸一．医療心理学の新展開：チーム医療に活かす心理学の最前線．北大路書房，2008．
早坂泰次郎編著．新版　現代人の心理学－科学としての人間理解．川島書店，1981．
藤田主一，園田雄次郎編．医療と看護のための心理学．福村出版，1998．
石口　彰監修．認知心理学演習視覚と記憶．オーム社，2012．

06 安川裕美．デンタル×アロマテラピー．医学情報社，2015．

07 ジョーナ・バーガー著，貫井佳子訳．なぜ『あれ』は流行るのか？－強力に「伝染」するクチコミはこう作る！　日本経済新聞出版社，2013．
神田昌典．口コミ伝染病－お客がお客を連れてくる実践プログラム．フォレスト出版，2001．
千葉雄高．口コミサイトに悪評投稿は名誉毀損？　身元開示命令に懸念．朝日新聞デジタル，2017（http://www.asahi.com/articles/ASKBS3J9FKBSUTIL00R.html?ref=nmail）．
植木理恵．ビジュアル図解　心理学．中経出版，2013．
濱田真理子．魅力UPのスタッフ入門　歯科医療接遇．医学情報社，2014．

08 ヴィルヘルム・フォン・フンボルト著，岡田隆平訳．言語と人間．ゆまに書房，1998．
菅原藤理．人に好かれる話し方をする人がやっている8つのこと．人間力ブログ(https://ameblo.jp/mcto-ri/entry-12089524936.html）．

09 Mehrabian A. Silent messages: Implicit communication of emotions and attitudes. Wadsworth, 1981.
アルバート・マレービアン著，西田　司ほか共訳．非言語コミュニケーション．聖文社，1986．
デズモンド・モリス著，藤田　統訳．マンウォッチング．小学館，2007．
濱田真理子．魅力UPのスタッフ入門　歯科医療接遇．医学情報社，2014．

10 渋谷昌三．面白いほどよくわかる！　心理学の本．西東社，2009．
ロバート・C．スミス．エビデンスに基づいた患者中心の医療面接．診断と治療社，2003．

11 阿部健一．「関係価値」－人と人とのつながりを重視する社会（https://www.projectdesign.jp/201601/ningen/002670.php）
阿部健一監修．五感/五環－文化が生まれるとき．昭和堂，2015．
A.H.バス著，大淵憲一監訳．対人行動とパーソナリティ．北大路書房，1991．
厚生労働省．職場の快適度チェック　領域1　キャリア形成・人材育成（http://kokoro.mhlw.go.jp/comfort-check/cc00）

大木桃代，小林孝雄．ナースが知りたい！ 患者さんの心理学．西東社，2013．
本間道子．集団行動の心理学－ダイナミックな社会関係のなかで．サイエンス社，2011．

14 Tickle-Degnen L, Rosenthal R. The nature of rapport and its nonverbal correlates. Psychological Inquiry. 1990; 1（4）: 285-293.
坂野雄二．臨床心理学キーワード．有斐閣，2000．
岡田尊司．マインド・コントロール．文藝春秋，2016．

15 公益社団法人日本歯科医師会．個人情報及び特定個人情報保護方針．2016．
U.S. Department of Health & Human Services. Health Information Privacy（https://www.hhs.gov/hipaa/index.html）．

16 山田和夫．図解やさしくわかる社会不安障害 正しく理解し，治療する．ナツメ社，2014．

17 A.ショーペンハウアー著，秋山英夫訳．ショーペンハウアー 随想録．白水社，1998．
H.ヘディガー著，今泉吉晴，今泉みね子共訳．文明に囚われた動物たち－動物園のエソロジー．思索社，1983．
槙 究．環境心理学－環境デザインへのパースペクティブ．春風社，2004．
E.T.ホール著，日高敏隆，佐藤信行訳．かくれた次元．みすず書房，1970．
渋谷昌三．人と人との快適距離－パーソナル・スペースとは何か．日本放送出版協会，1990．
R.ソマー著，穐山貞登訳．人間の空間－デザインの行動的研究．鹿島研究所出版会，1972．
ロバート・C.スミス．エビデンスに基づいた患者中心の医療面接．診断と治療社，2003．
匠 英一．これだけは知っておきたい「心理学」の基本と実践テクニック．フォレスト出版，2008．
大塚義孝編．心理面接プラクティス．至文堂，1998．

19 藤田正勝．西田幾多郎－生きることと哲学．岩波書店，2007．
森 信三．修身教授録 現代に蘇る人間学の要諦．致知出版社，1989．
藤本憲一．コンビニ一人見知りどうしが集う給水所．無印都市の社会学（近森高明，工藤保則編）．法律文化社，2013．
吉永良正．ひらめきはどこから来るのか．草思社，2004．
岸見一郎．嫌われる勇気 自己啓発の源流「アドラー」の教え．ダイヤモンド社，2017．

20 佐藤雅彦．毎月新聞．中央公論新社，2009．
石口 彰監修．認知心理学演習視覚と記憶．オーム社，2012．
道又 爾ほか．認知心理学－知のアーキテクチャを探る．有斐閣，2003．

21 R.メルザツク，P.D.ウォール共著，林 治秀訳．痛みへの挑戦．誠信書房，1986．

Classification of chronic pain. Descriptions of chronic pain syndromes and definitions of pain terms. Prepared by the International Association for the Study of Pain, Subcommittee on Taxonomy. Pain Suppl. 1986; 3: S1-226.
一色俊行．痛みと心理．理療科．2000；15（3）：99-103．
Chapman CR. The affective dimension of pain: A model. In: Bromm B, Desmedt JE eds. Advances in pain research and therapy. Vol.22. Pain and the brain: From nociception to cognition. Raven Press, 1995; 283-301.
鈴木伸一．医療心理学の新展開：チーム医療に活かす心理学の最前線．北大路書房，2008．
藤田主一，園田雄次郎編．医療と看護のための心理学．福村出版，1998．
大木桃代，小林孝雄．ナースが知りたい！　患者さんの心理学．西東社，2013．

㉒ P. エクマン，W.V. フリーセン共著，工藤　力訳．表情分析入門－表情に隠された意味をさぐる．誠信書房，1987．
Chernoff H. The use of faces to represent points in k-dimensional space graphically. J Amer Statistical Assoc. 1973; 68: 361-368.
原田正衛，渋谷政昭．チャーノフの顔による分類の有効性．応用統計学．1991；20（1）：39-48．
Oshida Y. Putting a New Face on Weather Reports. Weatherwise, 1987.
Wong-Baker FACES Foundation. The official home of the Wong-Baker FACES pain rating scale（http://wongbakerfaces.org/wp-content/uploads/2016/05/FACES_English_Blue_w-instructions.pdf）．
渋谷昌三．行動表情口グセで他人の心がわかる心理学用語事典．池田書店，2016．
植木理恵．ビジュアル図解　心理学．中経出版，2013．
岡堂哲雄編．心理査定プラクティス．至文堂，1998．

㉓ 安川裕美．デンタル×アロマテラピー．医学情報社，2015．

㉔ 安川裕美．デンタル×アロマテラピー．医学情報社，2015．

㉖ 野村順一．色の秘密－最新色彩学入門－．文藝春秋社，2005．

㉘ メンタリストDaiGo．ワンコイン心理術　500円で人のこころをつかむ心理術．PHP出版，2016．
森　敏昭ほか．グラフィック　認知心理学．サイエンス社，1995．

㉙ 渋谷昌三．行動表情口グセで他人の心がわかる心理学用語事典．池田書店，2016．
早坂泰次郎編著．新版　現代人の心理学－科学としての人間理解．川島書店，1981．
岡堂哲雄編．心理査定プラクティス．至文堂，1998．

㉚ 濱田真理子．魅力UPのスタッフ入門　歯科医療接遇．医学情報社，2014．

㉛ Woolston C. 13 Things Your Dentist Wants You to Know（But You're Too Scared to Ask）(http://www.rd.com/slideshows/13-things-your-dentist-wants-you-to-know/).
小川芳男．改訂版　医療心理学．北樹出版，2010．

㉝ Wunder GC. Things your most satisfied patients won't tell you. J Am Dent Assoc. 1992; 123（10）: 129-132.

㉞ Kannan N. Medically compromised dental patient: dentists nightmare. Biomed J Sci & Tech Res. 2017; 1（2）: 281-282.
University of California. A Practical Guide to Clinical Medicine (https://meded.ucsd.edu/clinicalmed/ros.htm).
Little JW, et al. Little and Falace's Dental Management of the Medically Compromised Patient. Elsevier, 2012.
Lim HY, Ho P. Direct oral anticoagulants in dental patients including the frail elderly population. Dent J（Basel）. 2016; 4（1）. pii: E7.
和田　健監著，岡田　定監修．歯科チェアサイドマニュアル　有病者はこう診る　全身疾患のある患者が来院したら．医歯薬出版，2016．
西田百代監修，椙山加綱．改訂新版　知らなかったではすまされない！　有病高齢者歯科治療のガイドライン　上．クインテッセンス出版，2013．
森戸光彦ほか編．老年歯科医学．医歯薬出版，2015．

㉟ 袖井孝子．高齢者の終末期ケアーQOL から QOD へ－．生活福祉研究．2012；80：1-10（https://www.myilw.co.jp/publication/myilw/pdf/myilw_no80_feature_2.pdf）．
広井良典．生と死の時間（深層の時間）への旅．東京大学出版会，2008．
渡辺和子．目に見えないけれど大切なもの．PHP 出版，2017．
荒井秀典．フレイルの意義．日老医誌．2014；51（6）：497-501．
Weiss CO. Frailty and chronic diseases in older adults. Clin Geriatr Med. 2011; 27 (1): 39-52.
一般社団法人日本老年医学会．フレイルに関する日本老年医学会からのステートメント．2014（https://www.jpn-geriat-soc.or.jp/info/topics/pdf/20140513_01_01.pdf）．
名郷直樹．65歳からは検診・薬をやめるに限る！　さくら舎，2017．
河邑厚徳，林　由香里．チベット死者の書－仏典に秘められた死と転生（NHK スペシャル）．日本放送出版協会，1993．
ウオリス・バッジ編，今村光一訳．世界最古の原典エジプト死者の書．たま出版，1994．
下方浩史．私の考える理想的な死（https://www.tyojyu.or.jp/net/kenkou-tyoju/tyojyu-shakai/risoutekina-shi.html）．

㊱ J.C. スマッツ著，石川光男，片岡洋二訳．ホーリズムと進化．玉川大学出版部，2005．
日新税理士事務所．歯科診療所の新たな展開　歯科・医科連携構築ポイント．2015（https://ns-1.biz/report/s-201511.pdf）．
Alexander DC. A Conversation with Thomas E. Van Dyke, DDS, PhD. Inside Dentistry. 2013; 9（3）(https://www.dentalaegis.com/id/2013/03/conversation-with-thomas-

van-dyke).
丸山　泉．医科歯科の連携を求めて－日本歯科医師会会長大久保満男先生に聞く．日プライマリケア連会誌．2015；38（2）：167-175.

37 今井一彰．免疫を高めて病気を治す口の体操「あいうべ」－リウマチ，アトピー，潰瘍性大腸炎にも効いた！　マキノ出版，2008.
菊谷　武ほか編著．デンタルハイジーン別冊／わかる・気づく・対応できる！ 診療室からはじめる口腔機能へのアプローチ．医歯薬出版，2016.

39 村松いづみ．ファミリーデンティストを巡る考察　その守備範囲と診療スタイル構築法．ザ・クインテッセンス．2012；31（3）：64-78.
Mool T. Family dental group: what it is and the best way to find one（https://www.colgate.com/en-us/oral-health/basics/dental-visits/family-dental-group-what-it-is-and-the-best-way-to-find-one-0315).

40 AspenDental（https://www.aspendentaljobs.com/）
Canadian dental association. Economic realities of practice（https://www.cda-adc.ca/en/services/internationallytrained/economic/).

41 東京都福祉保健局．東京都外国人患者受入れ体制整備支援事業（http://www.fukushihoken.metro.tokyo.jp/iryo/iryo_hoken/gaikokujin/taiseiseibi.html).
国土交通局観光庁．観光立国推進基本法（http://www.mlit.go.jp/kankocho/kankorikkoku/kihonhou.html).
訪日ビジネスアイ　観光立国のフロントランナーたち（2）国際医療福祉大学大学院　岡村世里奈准教授（https://j.sankeibiz.jp/article/id=1947).
経済産業省商務情報政策局ヘルスケア産業課．病院のための外国人患者の受入参考書．2014（http://www.meti.go.jp/policy/mono_info_service/healthcare/iryou/downloadfiles/pdf/26fy_sankousyo_all.pdf).

42 ADA Center for Evidence-Based Dentistry（https://ebd.ada.org/en).
Frantsve-Hawley J. Evidence-Based Dentistry for the Dental Hygienist. Quintessence Publishing, 2014.
Frantsve-Hawley J, et al. Using the best evidence to enhance dental hygiene decision making. J Dent Hyg. 2015; 89 Suppl 1: 39-42.

著者紹介

安川裕美
<small>やすかわひろみ</small>

　歯科衛生士．インディアナ大学歯学部 0 期 DHMP-IUSD 認定・チェアマン，AEAJ 認定アロマセラピーインストラクター/アロマセラピスト，ISA 認定メディカルアロマセラピスト/アロマセラピスト/フェイシャルアロマセラピスト "いい香り project" 代表．

　大学にて社会心理学を専攻，主にコミュニケーションやカウンセリングを学び，卒業論文では「歯科恐怖症患者の不安軽減」をテーマに研究を行う．在学中の歯科助手を経て，日本大学歯学部附属歯科衛生専門学校へ入学．卒業後，サンスターに入社，大手企業での産業歯科健診や講演，幼稚園や小・中学校での講義に従事．健診事業ではこれまでに 30,000 人以上の受診者を担当，健診事業の立案・企画・運営や人材プロデュースにも携わる．大手企業を相手にビジネスをしてきた経験を活かし，現在，H・M's collection に所属，患者心理を基本とした接遇マナー・受付応対・医療面接を得意とする講師として，ホスピタリティの高い医療サービスを提供できるスタッフの育成を行う．著書「デンタル×アロマテラピー」医学情報社．

押田良機
<small>おしだよしき</small>

　工学博士．シラキュース大学工学部機械工学科助教授，インディアナ大学歯学部歯科材料科教授を経て，現在，インディアナ大学名誉教授，カリフォルニア大学サンフランシスコ校歯学部歯科材料科非常勤正教授．

　生体材料やインプラント材料の特性化，表面工学を専門とし英書 4 冊を発行，分担執筆として 8 冊の章に執筆，ピアー・レビュー雑誌に 100 余報の論文を発表．その他，米国内外の研究機関からの依頼講演多数．米国の国家機関や民間企業からの累積研究費を約 2 億ドル取得．日本において JIP（Japan Implant Practice；2007 年開設），JOP（Japan Orthodontic Program；2018 年開設），ならびに DHMP（Dental Hygiene Master Program；2016 年開設）を組織し，これらに関連するインディアナ大学の歯学部及び医学部の教授から成る教授会の会長を現在まで務める．趣味は，チェロ演奏と弦楽器製作．

患者さんが通いたくなる
歯科医院づくりのためのヒント集　　ISBN978-4-263-46143-3

2018年11月10日　第1版第1刷発行

著　者　安　川　裕　美
　　　　押　田　良　機
発行者　白　石　泰　夫

発行所　医歯薬出版株式会社

〒113-8612　東京都文京区本駒込1-7-10
TEL.（03）5395-7634（編集）・7630（販売）
FAX.（03）5395-7639（編集）・7633（販売）
URL https://www.ishiyaku.co.jp/
郵便振替番号 00190-5-13816

乱丁，落丁の際はお取り替えいたします　　印刷・製本・アイワード

© Ishiyaku Publishers, Inc., 2018. Printed in Japan

本書の複製権・翻訳権・翻案権・上映権・譲渡権・貸与権・公衆送信権（送信可能化権を含む）・口述権は，医歯薬出版（株）が保有します．
本書を無断で複製する行為（コピー，スキャン，デジタルデータ化など）は，「私的使用のための複製」などの著作権法上の限られた例外を除き禁じられています．また私的使用に該当する場合であっても，請負業者等の第三者に依頼し上記の行為を行うことは違法となります．

|JCOPY|＜出版者著作権管理機構 委託出版物＞
本書をコピーやスキャン等により複製される場合は，そのつど事前に出版者著作権管理機構（電話 03-3513-6969，FAX 03-3513-6979，e-mail：info@jcopy.or.jp）の許諾を得てください．